mincir grâce à la méthode Pilates

Lynne Robinson

mincir grâce à la méthode Pilates

MARABOUT

Publié pour la première fois en Grande Bretagne en 2008
sous le titre original *Pilates Weight Loss*
par Kyle Cathie Limited, 122 Arlington Road, London NW1 7HP.

Traduction : Dominique Françoise

Avertissement
L'auteur et l'éditeur déclinent toute responsabilité concernant tout problème résultant de la pratique des techniques ou principes avancés dans cet ouvrage. Les exercices ci-après présentés ne doivent en aucun cas se substituer à un traitement médical. Si vous avez le moindre doute quant à votre état de santé, consultez un médecin afin de vérifier qu'il n'y a aucune contre-indication.

sommaire

11 Introduction

23 Les bases du Pilates

53 Exercices pour perdre du poids

165 Programme pour mincir

187 Tables des exercices

Remerciements

J'ai tant de collègues et amis à remercier qu'il m'est impossible de tous les nommer car la liste serait trop longue.

Merci à Danielle Di Michiel (Kyle Cathie) pour ses conseils avisés. Sans elle, ce livre n'aurait jamais été publié.

Merci à Eddie MacDonald, qui a su faire de chaque séance photo un moment agréable. Son sens du détail me fait dire qu'il devrait envisager de se reconvertir et enseigner la méthode Pilates. Merci à Marie Anne Coultier, à Moeen, Delphine, Raquel, Patrick et Helen. Travailler avec eux a été un réel plaisir.

J'ai eu la chance d'enseigner durant plusieurs années avec Kate Fernyhough qui, par ailleurs, est kinésithérapeute. Merci à elle pour avoir lu et corrigé les épreuves et avoir, notamment, souligné que 150 heures d'exercices par semaine étaient considérables (je voulais dire 150 minutes).

Nombre d'exercices présentés dans ce livre ont été mis au point par une équipe de professeurs de l'Association Body Control Pilates. Je remercie tout particulièrement Lisa Bradshaw, Nathan Gardner, Sarah Marks et tous les membres de notre studio pour leur créativité et leur implication. Je suis très fière d'eux et leur suis très reconnaissante.

Merci à Bridget Montague pour m'avoir appris avec patience et gentillesse à connaître mon corps et à comprendre comment il fonctionne. Et, enfin, merci à Victoria Hodgson qui fait partie de notre équipe et qui, à temps partiel, est mannequin. Merci d'avoir accepté de poser lors de certaines séances photo.

Merci donc à vous tous, qui avez permis à ce livre de voir le jour.

Lynne Robinson

Introduction

Les bienfaits de la méthode

« Après dix séances, vous sentez la différence.
Après vingt séances, vous voyez la différence.
Après trente séances, vous avez un corps tout neuf. »

Joseph Pilates,
Return to Life through Contrology

Découvrez par vous-même ce que nombre de célébrités savent depuis des années, à savoir que la méthode Pilates peut transformer de manière radicale et durable votre corps. Cette méthode qui allonge et affine la silhouette est l'une des plus populaires dans le monde et le nombre de ses adeptes ne cesse de croître. Vous savez pourquoi ? Parce que ça marche, tout simplement !

Mais cette méthode est-elle une solution efficace pour celles et ceux qui veulent perdre du poids ? Sans hésiter, je réponds oui. En effet, la méthode Pilates repose sur le renforcement musculaire, élément fondamental dès lors que l'on cherche à perdre du poids une bonne fois pour toutes. Rassurez-vous cependant : « renforcement musculaire » ne signifie pas obligatoirement « bodybuilding ». Avec la méthode Pilates, pas de muscles surdéveloppés, mais un corps tonique et élancé.

Intéressons-nous à toutes les idées fausses qui circulent sur la perte de poids et voyons à quoi la méthode Pilates doit son efficacité. Dans un premier temps, identifions précisément notre objectif : perdre des kilos ou perdre de la graisse ? Si notre désir le plus profond est de voir la flèche de la balance pencher sur la gauche, nous risquons de voir fondre non seulement notre masse graisseuse mais aussi notre masse musculaire. Nous commençons à perdre du poids lorsque nous dépensons plus d'énergie (calories) que nous n'en consommons.

L'équation semble donc toute simple : bougeons plus et mangeons moins. Or, celles et ceux qui ont essayé de s'en tenir à cette formule vous diront que ce n'est pas aussi facile. Nombreuses sont les personnes qui, convaincues que tout n'est qu'une question de calories, se privent de manger pour perdre du poids. Or, réduire l'apport calorique n'est pas *la* solution mais *un* des éléments de la solution, le plus important étant que l'organisme brûle de plus en plus de calories, c'est-à-dire que le métabolisme de base s'accélère.

Pour ce faire, vous devez solliciter les muscles sous la couche de graisse car ce sont eux qui brûlent les calories de jour comme de nuit, que vous soyez en pleine activité ou au repos ! Donc, si vous voulez perdre des kilos et stabiliser votre poids, votre masse musculaire doit être suffisante pour que le métabolisme au repos soit élevé. Quand vous vous privez de manger, votre masse graisseuse diminue et vous perdez du poids mais, si vous ne faites pas d'exercices physiques, votre masse musculaire va également diminuer et votre métabolisme au repos va se ralentir. Si ce dernier est trop lent, à chaque fois que vous consommez plus de calories que vous n'en brûlez naturellement, ces calories sont stockées et les kilos s'accumulent progressivement.

Tous les exercices physiques permettent au corps de brûler des calories et développent les muscles. Ce qui différencie la méthode Pilates des autres activités physiques, c'est qu'elle favorise le développement de la masse musculaire maigre, ce qui permet à l'organisme de continuer à brûler des calories une fois la séance terminée.

Les exercices présentés ici ont été choisis pour leur efficacité sur la masse musculaire, nombre d'entre eux ayant été adaptés pour accroître la tonicité musculaire. Les séances reposent sur des exercices de résistance qui utilisent le poids du corps contre la pesanteur afin de développer la masse musculaire et de diminuer la masse graisseuse. C'est pourquoi la méthode Pilates permet de contrôler son poids à la fois sur le court terme et sur le long terme, sans « effet yo-yo » (maigrir, grossir, maigrir, grossir, etc.).

En quoi les exercices de ce livre diffèrent-ils des exercices traditionnellement proposés par la méthode Pilates ? Eh bien, chacun d'eux a été conçu pour que le renforcement musculaire soit plus prononcé. J'ai même – lorsque c'était possible – associé deux exercices afin que vous ayez « deux fois » plus de bienfaits (fermeture de la cage thoracique avec glissement de jambes, p. 54 ; rotation des hanches, p. 88 ; la flèche avec étirement des bras, p. 141).

Le but est que vous sculptiez votre corps en fonction du résultat escompté. Même si vous êtes tout entier impliqué dans un exercice, la précision avec laquelle vous exécutez chaque mouvement vous permet de vous concentrer sur une partie spécifique du corps et, en quelque sorte, de « façonner » votre silhouette.

Pour perdre vos kilos superflus, être en parfaite santé et vous sentir bien dans votre corps et dans votre tête, suivez les recommandations figurant au chapitre consacré aux exercices sollicitant le système cardiovasculaire et à la mise en place d'une alimentation et d'un mode de vie sains et équilibrés (p. 165-185).

L'héritage de Joseph Pilates

Les exercices de ce livre sont basés sur la méthode mise au point par Joseph Pilates. Né en Allemagne en 1883, Joseph Pilates était – pour reprendre un cliché – très en avance sur son temps. Pour preuve, l'importance qu'il accorda intuitivement aux postures a été cliniquement reconnue par les chercheurs plus de vingt ans après sa disparition.

Alors que la première guerre mondiale vient d'éclater, Joseph Pilates, qui est Allemand, est interné dans dans un camp en Angleterre. C'est là qu'il met au point une série d'exercices au sol basés sur des éléments empruntés aux arts martiaux et au yoga. Il utilise les ressorts des lits et des sangles en cuir pour concevoir des équipements afin que les prisonniers, contraints de rester allongés, puissent faire travailler leurs bras et leurs jambes.

Mais ce n'est qu'à la fin des années 1920, lorsqu'il ouvre avec sa femme, Clara, son premier studio à New York, qu'il finalise la méthode Pilates telle que nous la connaissons aujourd'hui. Le couple cherche davantage à développer un mode de vie propice au bien-être physique et intérieur qu'à gagner de l'argent. Les premiers à fréquenter le studio sont des boxeurs, mais le voisinage du New York City Ballet encourage les danseurs, lorsqu'ils sont blessés, à s'adresser à « Joe » – comme on l'appelle. À la mort de ce dernier, Clara continue à diriger seule le studio avant de passer la main à un petit groupe de professeurs ayant suivi les enseignements de son mari. Chacun adapte alors la méthode à sa façon, donnant ainsi naissance aux différentes variantes que nous connaissons aujourd'hui.

La raison pour laquelle on se tourne vers la méthode Pilates est propre à chacun. Pour moi, c'est une hernie discale qui a été l'élément déclencheur. Dès la première séance, la douleur a diminué. Par ailleurs, si mon objectif n'était pas de maigrir, je me suis aperçue avec plaisir que je perdais du poids ! Au fil des séances, je prenais de plus en plus conscience de mon corps qui se transformait. J'étais tellement impressionnée par ce que je vivais que j'ai décidé de laisser tomber l'histoire pour enseigner la méthode Pilates.

Une fois ma formation terminée, je me suis aperçue que, si Joseph Pilates nous avait laissé un magnifique héritage, nombre des exercices préconisés étaient à la portée de sportifs de haut niveau mais pas du commun des mortels. Avec d'autres professeurs, nous avons donc décidé de modifier les exercices en nous appuyant sur les recherches les plus récentes dans le domaine médical. C'est ainsi que la méthode *Body Control Pilates* a vu le jour. Ce programme regroupe des exercices uniques, l'objectif étant de mettre la méthode Pilates à la portée de tous, quels que soient l'âge et la condition physique.

Un bien-être physique... et mental

Les raisons pour lesquelles on se tourne vers la méthode Pilates sont multiples : soulager un mal de dos, prévenir les blessures, gagner en souplesse, gérer son stress ou tout simplement raffermir des fesses en goutte d'eau, ou retrouver un ventre plat. Mais quels que soient les facteurs déclencheurs, le sentiment de bien-être général que procure la pratique du Pilates est le plus souvent ce qui pousse les hommes et les femmes à persévérer. Parmi les bienfaits observés :

- **Une meilleure posture et une meilleure utilisation de son corps.** Les douleurs articulaires et musculaires sont, généralement, dues à une mauvaise posture et à un corps soumis à dure épreuve. En effet, ce sont les articulations et les muscles qui souffrent en premier.
- **Une meilleure circulation sanguine, des articulations plus souples et un bienfait thérapeutique.** Pour Joseph Pilates, le corps est capable de se soigner tout seul. Les mouvements favorisent la circulation du sang vers les différentes parties du corps, l'apport en nutriments et l'évacuation des toxines.
- **Une meilleure densité osseuse.** Pratiquer une activité physique a une incidence bénéfique sur la masse osseuse. Plus les muscles sont toniques, plus ils tirent sur les os et plus la croissance osseuse est stimulée.
- **Moins de stress.** Des mouvements contrôlés, une respiration profonde et une tension évacuée apaisent et favorisent la relaxation.
- **Un meilleur système immunitaire.** On sait aujourd'hui que la pratique régulière d'une activité physique stimule le système immunitaire. Joseph Pilates affirmait que, parmi les prisonniers qui pratiquaient jour après jour les exercices qu'il avait mis au point, aucun n'était mort de l'épidémie de la grippe espagnole.
- **Une vie sexuelle plus riche.** Prendre conscience de son corps, avoir confiance en soi, être plus souple et avoir des muscles pelviens plus toniques sont autant de facteurs qui permettent d'avoir des rapports sexuels plus intenses et plus épanouis.
- **Un meilleur équilibre et une meilleure coordination.** Plus nous vieillissons, plus nous risquons de tomber et de nous fracturer un os. La méthode Pilates offre une excellente prévention.
- **Un regain d'énergie.** La méthode Pilates nous aide à garder un corps souple et tonique et une peau lisse et élastique malgré les années. Plus le temps passe, plus le collagène qui donne à la peau son élasticité a du

mal à se régénérer. Les étirements ralentissent ce processus et stimulent la production de DHEA (déhydroépiandrostérone), hormone qui augmente la production de collagène. Pratiquer des étirements deux heures par semaine, en plus d'exercices stimulant le système cardiovasculaire, contribue à la lubrification naturelle des articulations. Par ailleurs, selon des études récentes, les exercices physiques changent la composition du liquide synovial, qui est alors enrichi en substances chimiques indispensables à la restauration du collagène.

Une posture irréprochable

Dès aujourd'hui, mettez en place quelques petits changements – au demeurant essentiels. Arrêtez-vous un instant et pensez à la façon dont vous vous tenez, que vous soyez assis ou debout. Quelque chose me dit qu'en lisant ces mots vous avez déjà légèrement modifié votre posture. Instinctivement, vous vous êtes redressé et vous avez peut-être même rentré votre ventre. Nous savons tous comment nous devons nous tenir en position assise ou debout mais, au fil de la journée, nous avons tendance à l'oublier.

Mettez-vous en sous-vêtements face à une glace et regardez-vous. Voûtez les épaules. Le spectacle n'est pas beau à voir, n'est-ce pas ? Lorsque vous avez le dos rond, vous paraissez plus petit que vous ne l'êtes en réalité, votre ventre ressort, vos pectoraux (je m'adresse à vous, Messieurs) disparaissent, vos seins (je m'adresse à vous, Mesdames) tombent et votre taille s'efface car la cage thoracique est pratiquement collée aux hanches.

Redressez-vous et regardez-vous à nouveau. Étirez votre colonne vertébrale et relevez la tête. Ouvrez les épaules et relâchez les bras le long du corps. Contractez doucement les abdominaux, comme si vous vouliez les rapprocher de votre colonne vertébrale et respirez. Vous voyez la différence ? Tout de suite, vous semblez plus grand, vos seins se redressent, votre taille est plus marquée, votre ventre plus plat.

Mais se tenir droit toute la journée est fatiguant car les muscles posturaux profonds sont fortement sollicités. En effet, les muscles du centre d'énergie, comme les appelle Joseph Pilates, luttent contre la pesanteur. S'ils ne sont pas suffisamment toniques, il est très difficile de garder une bonne posture. La méthode Pilates renforce ces muscles afin que vous puissiez garder le dos droit tout au long de la journée. Vous comprenez maintenant pourquoi nombre de danseurs sont des adeptes du Pilates. Pourquoi n'auriez-vous pas vous aussi cette grâce et cette élégance naturelles – « ce port gracieux », comme disait Joseph Pilates ?

Posture et mouvement vont de pair. En fait, il est impossible de rester debout totalement immobile. Lorsque nous sommes debout, nos muscles et nos nerfs font des centaines d'ajustements imperceptibles afin de lutter contre la pesanteur et ce qui nous entoure. La façon dont nous nous tenons et bougeons est influencée par nombre de facteurs, comme notre patrimoine génétique, nos antécédents médicaux et nombre de paramètres environnementaux et culturels. Dès lors que nous envisageons de modifier notre posture et notre façon de bouger, nous devons réfléchir à une nouvelle manière d'utiliser notre corps. C'est ce que vous allez devoir faire à chaque fois que vous pratiquerez un exercice figurant dans cet ouvrage, mon objectif étant de vous aider à tonifier vos muscles et à remodeler votre silhouette mais aussi de vous apprendre à bien utiliser votre corps.

Le problème de l'obésité

Être en surpoids augmente considérablement les risques de développer nombre de maladies graves – diabète, hypertension artérielle, troubles cardiovasculaires, accidents vasculaires cérébraux (A.V.C.) et arthrite.

La dernière enquête nationale ObÉpi, réalisée en 2009 (elle a lieu tous les trois ans), a révélé que le poids moyen des Fraçais adulte a augmenté de 3,1 kg en douze ans alors que la taille n'a progressé que de 0,5 cm. L'obésité touche 15,1 % des femmes et 13,9 % des hommes; le surpoids concerne pour sa part 26 % des femmes contre 38,5 % des hommes. Un individu est considéré comme obèse dès lors que son indice de masse corporelle (IMC) est égal ou supérieur à 30.

La lutte contre l'obésité repose sur deux facteurs primordiaux: une bonne hygiène alimentaire et un mode de vie sain avec la pratique régulière d'une activité physique. Si vous pensez souffrir d'obésité ou avoir beaucoup trop de kilos superflus, adressez-vous à votre médecin traitant qui saura vous conseiller ou vous orienter vers un spécialiste.

La méthode Pilates peut-elle vous aider à perdre du poids? Je pense que oui. Si vous avez des kilos à perdre, vous êtes certainement confronté à ce dilemme: comme 50 % des adultes concernés, vous pensez que, pour maigrir, vous devriez pratiquer une activité sportive, ce que ne vous permet pas votre poids... Je vous conseille de prendre rendez-vous avec votre médecin qui, je l'espère, ne verra aucune contre-indication à ce que vous pratiquiez, dans un premier temps, les exercices ne nécessitant aucune aptitude spécifique puis, dans un second temps, les exercices stimulant le système cardiovasculaire. La première partie de ce livre (p. 23-51) est, à mon sens, un bon début.

Une fois que vous maîtriserez ces différents exercices, vous pourrez envisager de passer à un niveau supérieur. Dans un premier temps, essayez d'être plus actif. Laissez votre voiture au garage et marchez. Puis, au fil des semaines, alternez marche lente et marche rapide. Vous vous apercevrez rapidement que cela vous demande de moins en moins d'efforts. Pour profiter pleinement des bienfaits du programme présenté dans cet ouvrage, un suivi médical est essentiel, tout comme la mise en place d'un régime alimentaire et d'un mode de vie équilibré.

Combien de kilos voulez-vous perdre ?

Si votre balance vous donne une idée approximative du nombre de kilos dont vous devez vous débarrasser, cet outil n'est pas fiable en ce qui concerne la masse graisseuse. En effet, une personne mince peut ne pas avoir de kilos superflus tout en ayant une masse graisseuse supérieure à la moyenne. Par ailleurs, une personne mince et musclée peut afficher le même poids qu'une personne rondelette qui ne pratique aucune activité sportive, et ce uniquement parce que les muscles pèsent plus lourds que la graisse !

Lorsque vous voulez perdre du poids, vous ne pouvez pas uniquement vous fier à votre pèse-personne. Car plus vous allez faire du sport, plus vous allez perdre de la graisse, qui sera progressivement remplacée par du muscle. Vous pourrez donc passer d'une taille 48 à une taille 46 tout en pesant exactement le même poids !

L'indice de masse corporelle (IMC)

Le corps est constitué de masse maigre et de graisse. On entend par masse maigre les organes (cœur, foie, pancréas), les os, la peau et, bien sûr, les tissus musculaires. Tous ces éléments ont besoin d'oxygène et de nutriments pour se développer et se régénérer. Les muscles, en particulier, ont un taux métabolique élevé, ce qui explique qu'ils brûlent rapidement les calories. Le corps est, par ailleurs, constitué de graisse qui n'a pas besoin d'oxygène, qui ne s'auto-régénère pas et qui a un taux métabolique faible – donc qui ne brûle pas de calories... Certaines graisses sont indispensables car elles protègent l'organisme et lui fournissent de la chaleur. Si vous êtes une femme et que vous n'avez pas suffisamment de graisse, vous risquez de souffrir de troubles de la fertilité et d'aménorrhée (absence de règles), ce qui, à long terme, aura une incidence négative sur le capital osseux.

Il est primordial de déterminer le ratio masse maigre/graisse. La masse maigre ne cesse de changer selon que les muscles sont plus ou moins sollicités. Les personnes qui ont une masse maigre peu élevée manquent souvent d'énergie et sont tout autant menacées par le vieillissement prématuré que les personnes ayant trop de graisse.

Pour affiner et muscler votre corps, avoir un regain d'énergie, stimuler votre système immunitaire et préserver votre capital santé, vous devez augmenter votre masse maigre en pratiquant régulièrement des exercices physiques et en consommant des aliments sains et équilibrés. Suivre un régime alimentaire draconien sans faire de sport entraîne une diminution de la masse musculaire, une baisse de tonus et de vitalité.

↘ Calculer son IMC

Pour déterminer si votre poids représente un risque pour votre santé, les médecins et les spécialistes de la remise en forme se réfèrent à l'indice de masse corporelle. Même si l'IMC ne vous renseigne pas sur votre masse graisseuse, vous pouvez, en associant le résultat obtenu au rapport tour de taille/tour de hanches (RTH), avoir une idée plus précise du nombre de kilos que vous devez perdre.

IMC = votre poids (en kg) / votre taille (en mètres) au carré
Par exemple : 60 kg / 1,65 m x 1,65 m = 22

↘ Interpréter le résultat

- **Inférieur à 18,5 : insuffisance pondérale.** Vous devez grossir sous peine d'avoir des problèmes de santé. Consultez votre médecin traitant si une prise de poids vous inquiète ou vous faire peur.
- **18,5-25 : poids normal.** Rien ne vous empêche de perdre quelques kilos pour avoir une plus jolie silhouette à condition de rester dans cette fourchette.
- **25-30 : surpoids.** Vous devez perdre quelques kilos afin de ne pas avoir de problèmes de santé.
- **30-40 : obésité.** Votre santé est menacée. Vous devez perdre du poids.
- **Supérieur à 40 : obésité morbide.** Consultez votre médecin traitant avant d'entreprendre une activité sportive.

Malheureusement, l'IMC n'est qu'un élément du tableau. 500 g de muscle équivalent en poids à 500 g de graisse, or les muscles occupent moins de place que la graisse. C'est pourquoi un sportif avec des tablettes de chocolat peut peser le même poids qu'un homme ayant de la bedaine – mais il est plus séduisant en jean's !

Le rapport tour de taille/tour de hanches

Ce rapport (abrévié en RTH), qui s'obtient en divisant le tour de taille par le tour de hanches, est une mesure très importante car, selon l'endroit du corps où est stockée la graisse, les conséquences sur la santé sont plus ou moins graves. Des études ont montré une corrélation entre la graisse stockée sur le ventre et un risque accru de développer un diabète de type 2 (non insulino-dépendant), une maladie cardiovasculaire, de l'hypertension artérielle et un taux de graisse anormal dans le sang.

Calculer son RTH

• **Tour de taille.** Vous êtes debout, le dos droit et le ventre relâché (inutile de tricher et d'essayer de le rentrer !). Mesurez votre tour de taille dans sa partie la plus étroite (soit au niveau du nombril ou juste en dessus).

• **Tour de hanches.** Vous êtes debout, le dos droit. Mesurez votre tour de hanches et de fesses dans sa partie la plus large.

RTH = votre tour de taille (en cm) / votre tour de hanche (en cm)
Par exemple : 85 cm / 190 cm = 0,94

Interpréter le résultat

Si vous êtes une femme, le résultat doit être inférieur à 0,80. Si vous êtes un homme, il doit être inférieur à 0,90.

Perdre du poids sans menacer sa santé

Avant de commencer le programme ci-après, calculez votre IMC et votre RTH et déterminez le nombre de kilos dont vous voulez vous débarrasser. Les professionnels de la santé encouragent leurs patients à perdre entre 5 et 10 % de leur poids sur une période de trois à six mois.

Pour rester en bonne santé, vous devez perdre entre 500 g et 1 kg par semaine. Si cela vous semble peu, gardez à l'esprit que votre santé ne doit pas pâtir de votre perte de poids. Sachez en outre que, même si vous ne perdez que 500 g ou 1 kg par semaine, votre silhouette change et cela se voit. Vous allez perdre des centimètres, votre corps sera plus harmonieux, plus fin et plus musclé.

Si votre IMC vous classe dans les personnes en surpoids, votre objectif sera de retomber dans la « normale ». De même si votre RTH est supérieur à la moyenne.

➔ Pour profiter au mieux de ce programme

Avant de commencer, je vous engage à lire tous les chapitres de cet ouvrage, hormis les pages consacrées aux exercices. En attendant, prenez connaissance des recommandations qui suivent :

- Assurez-vous que vous disposez de tout le matériel nécessaire (p. 22).
- Pesez-vous sur un pèse-personne fiable, nu ou en sous-vêtements, le matin à jeun.
- Calculer votre IMC (p. 19) et votre RTH (p. 20) et notez ces résultats.
- Lisez le chapitre « Programme pour mincir » (p. 165-185), qui vous donne de nombreux conseils pour mettre en place votre programme d'activité physique et adopter une bonne alimentation et un nouveau mode de vie.
- Consultez votre médecin traitant et fixez vos objectifs en tenant compte de ses recommandations.
- Lisez le chapitre intitulé « Les bases du Pilates » (p. 23) et pratiquez les différents exercices jusqu'à ce que vous les maîtrisiez parfaitement.
- Commencez par les exercices « Pour tous » (p. 150), puis agmentez progressivement la durée des séances pour atteindre 2h30 par semaine.
- Éventuellement, incluez des exercices proposés dans le chapitre « Sculptez votre silhouette » (p. 154) pour traiter un problème particulier.
- Soyez de plus en plus actif au quotidien. Par exemple, ne prenez plus le bus pour aller au travail mais marchez.
- Déterminez votre fréquence cardiaque cible (p. 168) et notez-la dans votre journal de bord (p. 167).
- Planifiez les exercices visant à stimuler le système cardiovasculaire (p. 169-171), l'objectif étant d'arriver progressivement à un total de 2h30 par semaine.
- Faites le tri dans votre réfrigérateur et vos placards.
- Prévoyez des moments de détente dans votre emploi du temps et veillez à ne pas manquer de sommeil.
- Toutes les deux semaines, pesez-vous sur le même pèse-personne et avec les mêmes sous-vêtements. Calculez votre IMC et votre RTH. Notez les résultats et comparez-les aux résultats antérieurs.
- Prenez conscience de vos progrès et réjouissez-vous d'avoir atteint votre objectif. Si la situation n'a pas évolué, demandez-vous pourquoi et agissez en conséquence.

- Faites régulièrement le point sur vos capacités physiques. Quand vous vous en sentez capable, passez à un niveau supérieur.
- Variez les exercices avec des accessoires ludiques (p. 183-185).

Ce qu'il vous faut

- Un **tapis de gymnastique antidérapant** ou un tapis de yoga plié en deux.
- Une **serviette de toilette** pliée ou un petit coussin plat.
- •Un **oreiller** rembourré.
- Une **bande en latex** difficulté moyenne ou une longue écharpe élastique.
- Des **haltères** de 500 g et 4 kg.
- Des **haltères souples pour les pieds** de 500 g et 1 kg. Pour certains modèles, il est possible d'ajouter 100 g ou 200 g à la fois.

Avant de commencer une séance

Installez-vous dans une pièce chauffée, calme et confortable. Veillez à avoir assez de place pour bouger les bras et les jambes. Vous pouvez prévoir une musique de fond à condition qu'elle ne vous déconcentre pas.

Ne faites pas d'exercice physique si vous ne vous sentez pas bien, si vous avez bu de l'alcool ou fait un repas copieux, si vous vous êtes blessé, si vous suivez un traitement médical ou si vous venez de prendre un médicament.

Avant de commencer une activité sportive quelle qu'elle soit, demandez l'avis de votre médecin. Par exemple, nombre d'exercices présentés ci-après soulagent les douleurs dorsales à condition de bien les faire. N'hésitez pas à demander des conseils. Par ailleurs, certains exercices sont fortement déconseillés aux femmes enceintes.

Les bases du Pilates

Les pages qui suivent sont, à mon sens, les plus importantes de ce livre, celles que vous devez lire en priorité. Si cet ouvrage était un livre de cuisine, les exercices seraient en quelque sorte les recettes et ce chapitre correspondrait aux règles culinaires de base que tout cuisinier doit pouvoir maîtriser avant de passer à la pratique : cuire au bain-marie, abaisser une pâte, parer une viande, etc. Si vous ignorez les règles de base et que vous n'avez pas les bons ingrédients, il y a peu de chances pour que vous vous régaliez...

Les principes de base

La maîtrise des principes de base est, pour nous autres, enseignants, ce qui fait que la méthode Pilates pourra vous être bénéfique ou non.

Si ces bases font défaut, il ne vous sera pas possible d'exécuter les exercices comme il se doit et le programme proposé ne vous permettra pas d'atteindre vos objectifs.

L'idéal serait de vous débuter avec un professeur qualifié qui vous aidera à comprendre ces principes de base. Si vous travaillez seul, commencez par lire attentivement ce chapitre pour comprendre comment votre corps fonctionne et bouge.

↘ Trois paramètres

Nous nous intéresserons plus particulièrement à trois paramètres : l'alignement du corps (pour une posture correcte quelle que soit la position), la respiration (bien respirer en faisant un exercice) et le centrage (améliorer la stabilité centrale).

Les exercices s'enchaînent dans l'ordre que je suis lorsque je me trouve face à un novice.

↘ Huit principes

Chaque mouvement nécessite la mise en place de huit principes fondamentaux :

1. la relaxation,
2. la concentration,
3. l'alignement,
4. la respiration,
5. le centrage (un centre d'énergie stable),
6. la coordination,
7. la fluidité des mouvements,
8. l'énergie.

Chaque exercice nécessite d'avoir conscience de la façon dont le corps bouge. La méthode Pilates propose des exercices qui exigent de réfléchir à ce que nous faisons. Elle sollicite le corps *et* l'esprit. Je pense que cela vient du fait que Joseph Pilates s'est inspiré des arts martiaux, qui impliquent des mouvements contrôlés et fluides, exécutés avec une prise de conscience totale. Pilates aimait dire que sa méthode permettait d'avoir un contrôle total du corps par l'esprit. Vous devez sans cesse faire appel à votre esprit pour contrôler votre corps. Et c'est en vous lançant de nouveaux défis que vous pourrez exécuter des mouvements de plus en plus complexes.

La position debout

Avez-vous déjà remarqué combien il est difficile de rester longtemps debout le dos droit ? Au bout de quelques minutes, vous commencez à transférer le poids de votre corps d'une jambe à l'autre. Le buste penche vers l'avant et vos épaules se voûtent. Vos muscles posturaux profonds ne sont pas suffisamment toniques pour que vous gardiez une bonne posture. Et c'est ce que va vous apprendre la méthode Pilates.

↘ Objectif

Vous faire prendre conscience de ce qu'est une bonne posture.

↘ Position de départ

Vous êtes debout à même le sol. Les pieds sont à l'écartement des hanches dans une position naturelle – ni en canard, ni rigides et parallèles. Les bras sont le long du corps.

↘ Comment procéder

- Penchez-vous légèrement en avant à partir de l'articulation de la cheville. Le poids de votre corps est transféré sur la partie antérieure de la plante des pieds et les orteils. Les talons restent collés au sol.
- Penchez-vous en arrière. Le poids de votre corps est transféré sur les talons. Les orteils restent collés au sol.
- Revenez à la position initiale. Le poids du corps est en appui sur trois points précis des pieds – la base des gros orteils, la base des petits orteils et le milieu des talons. Le poids du corps est centré sur ce triangle.
- Bloquez l'articulation des genoux puis relâchez. Vous sentez la différence entre la position debout neutre et la position debout genoux bloqués.
- Concentrez-vous maintenant sur votre bassin. Basculez-le doucement en avant, l'os pubien est tiré vers l'arrière (illustration à gauche).
- Basculez maintenant doucement le bassin en arrière, l'os pubien est poussé vers l'avant (illustration à droite).
- Ramenez le bassin en position neutre ou centrale (nous reviendrons sur cette position p. 30).
- Sans bouger le coccyx, concentrez-vous et sentez-le descendre vers le sol. Les hanches s'ouvrent.
- Dégagez la taille du bassin en sollicitant vos abdominaux. Concentrez-vous sur votre cage thoracique et votre respiration naturelle.
- Dans votre dos, vos omoplates s'écartent, tout comme les clavicules à l'avant des épaules.
- Les bras sont relâchés. Il n'y a pas de blocage au niveau des épaules.

- Étirez la colonne vertébrale et redressez la tête. La nuque est relâchée et la tête dodeline. Regardez un point devant vous sans figer votre regard.
- Prenez conscience des mouvements opposés. Alors que vous étirez votre colonne vertébrale vers le haut, votre coccyx pointe vers le bas. Le poids de votre corps est en appui sur les deux pieds et, plus précisément, sur les trois points qui forment un triangle.
- Inspirez et expirez.

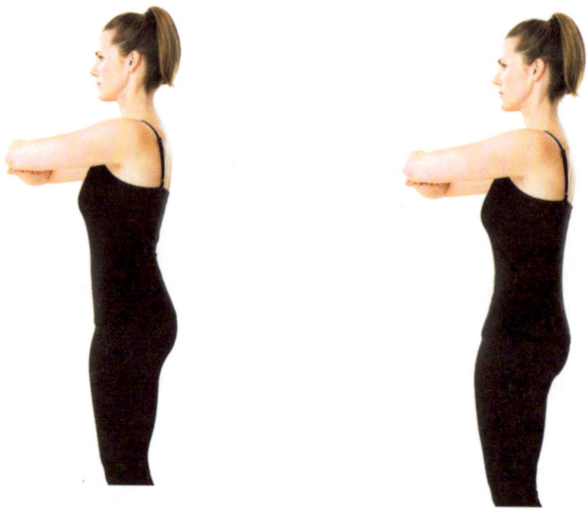

POUR JOSEPH PILATES

« La position debout est très importante. Entraînez-vous jusqu'à ce que vous maîtrisiez parfaitement cette posture. »

La respiration

Si vous avez déjà suivi un cours de méditation, vous savez la première chose qu'on y apprend est de se concentrer sur sa respiration. Car c'est le meilleur moyen de prendre conscience du moment présent et plus précisément de son corps à un instant T. De plus, la respiration est directement liée à l'alignement du squelette. Pratiquement tous les muscles impliqués dans le processus de la respiration jouent également un rôle dans la posture. Conclusion : la posture, la respiration et le mouvement sont intimement liés. Ce que nous devons apprendre, c'est à mieux respirer afin d'augmenter l'apport en oxygène, ce qui est vital lorsque nous pratiquons un exercice physique mais également pour vivre, tout simplement.

Debout devant un miroir, vous inspirez profondément. Est-ce que vos épaules remontent vers les oreilles ? Est-ce que le bas-ventre se dilate ? Oui ? Ce n'est pas mal mais vous pouvez mieux faire, l'objectif étant que vos poumons se dilatent dans toutes les directions, comme un ballon. En effet, généralement nous ne gonflons et ne dégonflons qu'une petite partie du ballon. Or, si vous inspirez profondément, une expiration profonde suit naturellement.

Joseph Pilates apprenait à ses élèves à évacuer le plus petit atome d'air de leurs poumons. Une fois vides, les poumons se remplissent automatiquement d'air frais.

Pour augmenter votre capacité respiratoire lorsque vous faites un exercice, pratiquez la respiration thoracique ou latérale, qui nécessite l'ouverture totale de la cage thoracique et vous fait prendre

À SAVOIR

Pour chaque exercice, je vous indique précisément quand inspirer et quand expirer. En effet, la respiration est contrôlée par le corps et l'esprit. Pour ce qui est du contrôle de la respiration, chaque exercice a ses propres règles, l'objectif étant de faciliter l'exécution d'un mouvement même si en général la base est toujours la même :

- Inspirer pour se préparer à exécuter un mouvement.
- Expirer pour stabiliser le corps et exécuter le mouvement.
- Inspirer pour récupérer, mais veiller à ne pas relâcher les muscles pelviens et les abdominaux.

Même si vous ne savez plus où vous en êtes dans les inspirations et les expirations, ne bloquez pas votre respiration.

conscience de la place occupée par les poumons. Ouvrir grand la cage thoracique augmente le volume de la cavité pulmonaire ; l'apport en oxygène peut alors être plus important. La respiration thoracique sollicite, par ailleurs, la partie inférieure des poumons.

La respiration thoracique favorise la souplesse et la mobilité du haut du corps. Les poumons se comportent comme un soufflet. Le bas de la cage thoracique s'ouvre largement à l'inspiration et se referme à l'expiration. Lorsque vous inspirez, le diaphragme descend automatiquement. Apprenez à ne pas stopper sa descente mais, au contraire, concentrez-vous sur ce mouvement qui favorise l'ouverture de la cage thoracique dans le bas et à l'arrière.

↘ Comment procéder

1. Vous êtes assis ou debout, le dos droit. Passez une bande en latex autour de vos côtes et nouez-la sous votre poitrine.

2. Tenez chacune des extrémités et tirez doucement. Inspirez. Vos côtes tendent la bande (attention à ne pas lever le sternum trop haut).

3. Expirez en tirant doucement sur les extrémités de la bande ou de l'écharpe afin de vider complètement vos poumons et de relâcher la cage thoracique et par-delà le sternum.

Faites cet exercice aussi souvent que possible mais veillez à ne pas inspirer ni expirer trop fort. Si vous êtes légèrement étourdi, arrêtez-vous et recommencez plus tard.

La position de relaxation

Cette position est à la fois un exercice en soi mais aussi la posture que vous prendrez au début et à la fin de la plupart des exercices que vous réaliserez allongé. En ce sens, c'est l'une des positions que vous devez impérativement maîtriser.

↘ Objectif

Relâcher les tensions et faire prendre de conscience de l'alignement et de la stabilité du corps et de la respiration.

↘ Position de départ

Vous êtes allongé sur le dos, les genoux fléchis, les pieds parallèles, à l'écartement des hanches – imaginez une ligne qui va du milieu de chaque fesse aux talons.

↘ Comment procéder

1. Pour que la position soit confortable, glissez une petite serviette de toilette pliée ou un coussin plat et ferme sous votre tête, l'essentiel étant que la nuque soit étirée mais que la courbure cervicale naturelle soit respectée. La tête ne bascule ni vers l'avant ni vers l'arrière. Si un coussin ne suffit pas, prenez-en un second.

2. Si vous avez l'intention de rester dans la position de relaxation, posez les mains à plat sur le bas de votre ventre afin que les épaules s'ouvrent. Si vous vous placez en position de départ d'un exercice, mettez les bras le long du corps, les paumes à plat sur le sol.

ATTENTION !

La position de relaxation ne signifie pas que votre corps soit avachi. Ayez conscience des ses différentes parties.

- Visualisez mentalement les parties de votre corps en contact avec le tapis.
- Prenez conscience des trois parties sur lesquelles repose le poids de votre corps : la tête, le sacrum à l'arrière du bassin et la cage thoracique. Toutes trois sont ancrées au sol.
- Relâchez et étirez votre colonne vertébrale.
- Prenez conscience des triangles sur la plante de vos pieds.
- Relâchez votre nuque et vos mâchoires.
- Ne figez pas votre regard.
- Ouvrez vos clavicules.
- Prenez un peu de temps pour que votre votre corps s'adapte à cette position et que votre colonne vertébrale se relâche.
- Identifiez vos points de tension pour les éliminer progressivement.

La position neutre

Pour les positions de repos et nombre d'exercices, je vous demanderai de trouver ou de garder la position neutre de votre bassin et de votre colonne vertébrale. Si votre bassin est mal placé, votre colonne vertébrale l'est aussi. Apprendre à trouver la position neutre du bassin est la première étape à franchir pour ensuite trouver la position neutre de la colonne vertébrale.

↘ Position de départ

Vous êtes dans la position de relaxation. Imaginez qu'une boussole est posée sur le bas de votre ventre. Le nombril est au nord, l'os pubien au sud. Je vous propose de passer en revue deux mauvaises positions (étapes 1 et 2) afin que vous sentiez la différence avec la position correcte (étape 3).

↘ Comment procéder

1. Basculez le bassin vers le nord, c'est-à-dire vers le nombril (ill. 1). Le bassin s'enfonce, la taille s'aplatit, la courbure lombaire disparaît et le coccyx n'est plus collé au tapis. Contractez les muscles autour des hanches et les abdominaux.

2. Basculez doucement le bassin vers le sud (vers l'os pubien), sauf si vous souffrez du dos. Le bas du dos se cambre, les côtes s'ouvrent et le ventre pointe vers le haut (ill. 2). Revenez doucement à la position initiale.

3. La position neutre du bassin se trouve entre ces deux extrêmes. Reprenez l'image de la boussole et imaginez que l'aiguille est un niveau à bulle. Lorsque vous êtes en position neutre, l'os pubien et les os du bassin sont au même niveau au nord, au sud, à l'est et à l'ouest et le sacrum est collé au sol. Le coccyx s'étire le long du tapis. La taille est étirée.

4. Concentrez-vous maintenant sur votre colonne vertébrale, en forme de S. Étirez-la en respectant ses courbures naturelles au niveau de la nuque et des lombaires. Normalement, vous devez juste avoir la place de glisser le dos de la main sous la taille (ill. 3). Concentrez-vous sur le poids de votre corps qui repose sur votre tête, votre cage thoracique et l'arrière du bassin ancrés dans le sol.

↘ Bien respirer

1. Reprenez les étapes 1 à 4.

2. Posez les mains à plat sur la cage thoracique. Inspirez profondément pour remplir complètement vos poumons. Le bout de vos doigts ne se touche plus.

3. Expirez profondément. La cage thoracique se ferme.

4. Spontanément vous prenez une inspiration profonde (étape 2).

1

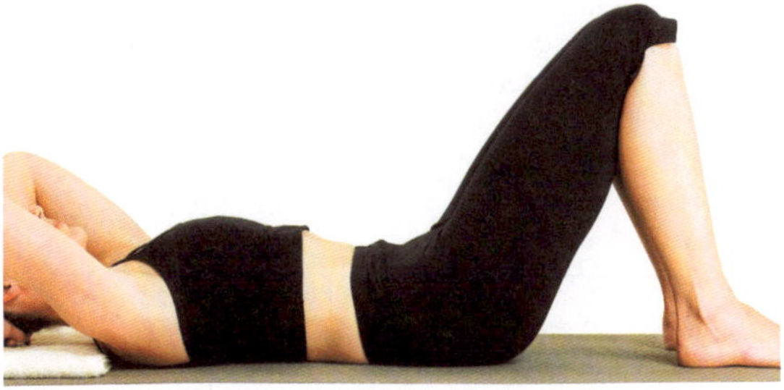

2

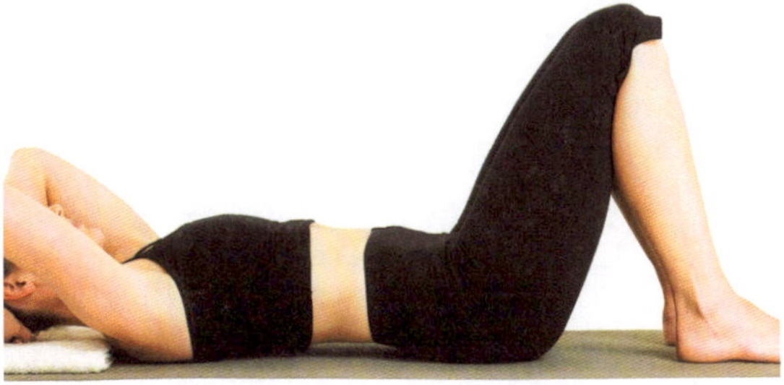

3

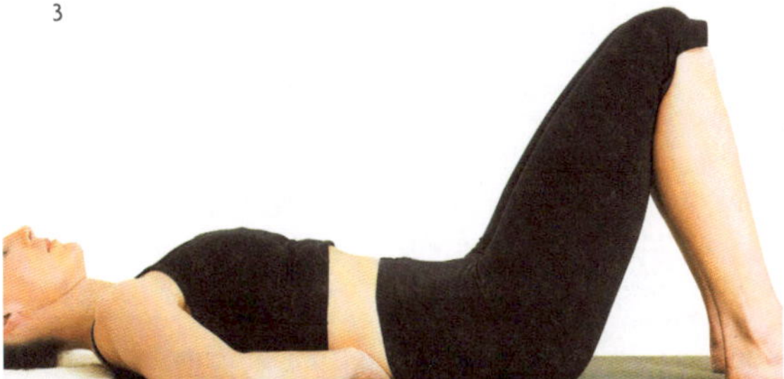

Le centrage

À mon sens, la meilleure définition de ce que Joseph Pilates appelait le « centrage » est la faculté de contrôler nos mouvements à partir du centre du corps ou centre d'énergie. Pourquoi ? Imaginez que vous fassiez l'exercice des ciseaux (p. 84) sans contrôler votre centre d'énergie. Que se passe-t-il ? Votre bassin bouge quand vous descendez les jambes, votre dos se cambre et vous risquez de vous blesser. Cela se produit aussi si vos omoplates et vos cervicales ne sont pas stables.

L'idée est de solliciter en même temps les abdominaux profonds, qui vous enveloppent tel un corset, les muscles dorsaux les plus profonds (multifides lombaires) et les muscles du plancher pelvien pour créer une ceinture protectrice solide qui stabilise la colonne vertébrale, soutient le dos et prévient tout risque de blessure. Sans un centre d'énergie parfaitement stable, impossible d'exécuter correctement les exercices proposés ci-après et de profiter de leurs bienfaits. En effet, l'objectif est de faire chaque mouvement le mieux et le plus naturellement possible, avec un minimum d'effort et de tension.

Imaginez que votre centre d'énergie traverse votre corps en son milieu (comme le cœur d'une pomme) en passant par la tête, la cage thoracique et le bassin. Pour avoir un centre d'énergie stable, familiarisez-vous avec ce qui suit.

1. Gardez un rachis lombaire stable grâce à la technique de la « fermeture éclair ».

2. Bougez les bras et les jambes sans bouger le bassin (stabilité du bassin).

3. Ayez le haut du corps souple et détendu tout en gardant les épaules stables.

4. Ayez la tête et la nuque parfaitement alignées tout en gardant les cervicales stables.

➔ Remonter une fermeture Éclair

Joseph Pilates demandait à ses élèves d'essayer de garder le ventre rentré du début à la fin d'un exercice. Au fil des ans, les professeurs se sont ingéniés à trouver le « petit truc » qui, à leurs yeux, illustrait le mieux ce que Pilates entendait par « rentrer le ventre ». La notion de « remonter la fermeture Éclair et creuser le bas-ventre » est un de ces petits trucs. Cela signifie qu'il faut remonter les muscles du plancher pelvien puis solliciter les abdominaux profonds.

↘ Objectif

Tonifier les muscles pelviens, ce qui est essentiel dans la prévention de troubles comme l'incontinence urinaire, la descente d'organes et les problèmes de prostate. Par ailleurs, plus les muscles pelviens sont toniques, plus les rapports sexuels sont intenses.

↘ Comment procéder

Le schéma est le même pour tous les exercices. Prenez la position de départ puis « remontez la fermeture Éclair » et creusez le bas-ventre au moment de la première expiration. Ne relâchez les muscles pelviens et les abdominaux que lorsque l'exercice est terminé.

Voici quelques « trucs » pour vous aider identifier les muscles pelviens et les abdominaux :

- Sucez votre pouce en contractant les muscles du plancher pelvien.
- Rapprochez les ischions au maximum.
- Imaginez une cascade qui coule en vous.
- Pour les hommes, imaginez que vous voulez uriner le plus haut possible contre un mur (sans vous incliner en arrière, bien sûr!).

➔ Retenir un gaz

À l'image de la fermeture Éclair que l'on remonte, je préfère celle du gaz que l'on retient, que je dois à Ruth Jones, kinésithérapeute.

↘ Position de départ

Vous êtes assis sur une chaise, le dos droit, en appui sur vos ischions. Les courbures naturelles de votre colonne vertébrale sont respectées.

↘ Comment procéder

1. Inspirez profondément et ouvrez grand la cage thoracique.

2. Expirez et imaginez qu'un gaz veut sortir. Contractez doucement l'anus pour le retenir, puis imaginez alors qu'il veut sortir devant l'os du pubis et retenez-le à nouveau. Les abdominaux inférieurs se creusent automatiquement.

3. Respirez normalement cinq fois de suite avant de relâcher vos muscles pelviens et abdominaux.

ATTENTION !

- Ne contractez pas trop fort les muscles du plancher pelvien et les abdominaux.
- Évitez de contracter les muscles fessiers.
- La nuque et les mâchoires sont relâchées.
- Ne bloquez pas votre respiration et essayez de sentir votre cage thoracique, ce qui signifie que les muscles pelviens et les abdominaux ne sont pas trop contractés.
- Si vous relâchez les muscles du plancher pelvien et les abdominaux, recommencez l'exercice.
- Le bassin et la colonne vertébrale doivent rester en position neutre.

Si cet exercice est trop difficile, contentez-vous de suivre les indications de « l'ascenseur pelvien » (p. 34) et creusez les abdominaux inférieurs. Vous pouvez également oublier les muscles du plancher pelvien et vous concentrer sur vos abdominaux pour les rapprocher le plus possible de votre colonne, l'essentiel étant de contrôler votre corps lorsque vous exécutez un mouvement pour pas vous blesser. Rapidement, contracter vos abdominaux deviendra un automatisme.

Trouver le juste milieu

Apprenez à ne contracter ni trop ni pas assez les muscles pelviens et les abdominaux. Les muscles peuvent travailler de 0 à 100 %.

Comment procéder

Mettez-vous debout et contractez le plus possible (100 %) vos muscles fessiers. Puis relâchez-les progressivement pour maintenir la contraction à 50 %. Relâchez-les un peu plus pour descendre à 25 % – c'est à cette intensité que doivent travailler les muscles les profonds, et ce parce qu'ils sont sollicités du matin au soir, 7 jours sur 7. Si vous les sollicitez trop fortement, ils se fatiguent. Ils doivent devenir de plus en plus endurants. La solution est donc de varier l'intensité de la contraction tout en parvenant à contrôler chaque mouvement.

Pour les exercices de base, qui ne nécessitent pas une grande stabilité, la contraction peut être minime, à la différence des exercices plus complexes, qui exigent une contraction plus intense. Pour vous aider à comprendre, imaginez un variateur de lumière. Trouver le juste milieu entre des muscles trop contractés ou trop relâchés, c'est un peu comme régler ce variateur. À vous de trouver l'intensité de la contraction qui vous permet de contrôler un mouvement. En fait, l'objectif est d'économiser vos efforts.

Prenons un exemple concret. Pour réaliser l'exercice de flexion alternée des genoux (p. 41), il est inutile de contracter très fortement les muscles pelviens et les abdominaux, alors que c'est indispensable pour la flexion groupée des genoux (p. 41). En effet, dans le second exercice, tous les abdominaux doivent travailler ensemble pour que le bassin et la colonne vertébrale restent stables quand les jambes sont en mouvement.

L'ascenseur pelvien (position assise)

Si vous avez du mal à garder le ventre rentré à partir des deux « trucs » proposés plus haut (« remonter une fermeture Éclair » ou « retenir un gaz »), essayez la technique dite de « l'ascenseur pelvien ».

Objectif

Cet exercice doit vous permettre d'isoler puis de contracter les muscles stabilisateurs profonds.

↘ Position de départ

Vous êtes assis sur une chaise, le dos droit, le poids du corps réparti sur les deux ischions. Imaginez que votre plancher pelvien est un ascenseur. L'exercice consiste à le prendre cet ascenseur pour monter aux différents étages d'un immeuble.

↘ Comment procéder

1. Inspirez profondément. Les basses côtes s'ouvrent. Étirez votre colonne vertébrale.

2. Expirez et contractez les muscles du plancher pelvien comme si vous vouliez empêcher un robinet de couler. Puis faites monter l'ascenseur au premier étage en contractant plus fort les muscles pelviens et en creusant le bas-ventre (contraction des abdominaux inférieurs).

3. Sur l'inspiration, relâchez les muscles pelviens pour faire redescendre l'ascenseur au rez-de-chaussée. Prenez conscience du travail effectué par vos muscles avant d'aler plus loin dans l'exercice.

4. Expirez et contractez les muscles pelviens et les abdominaux pour que l'ascenseur atteigne le deuxième étage.

5. Inspirez et relâchez.

6. Expirez puis faites monter l'ascenseur au troisième étage. Tous les abdominaux travaillent. Inspirez (il est difficile de respirer). Expirez et relâchez.

ATTENTION !

- Lorsque vous atteignez le premier étage, vous avez conscience de la contraction des abdominaux inférieurs profonds.
- Ne contractez pas les muscles fessiers.
- Les mâchoires sont détendues.
- Les épaules ne prennent pas l'ascenseur. Elles ne se soulèvent pas et sont détendues.
- Ne contractez pas les muscles autour des hanches.
- Le bassin et la colonne vertébrale ne bougent pas.

Alignement et stabilité à quatre pattes

Dans cette posture, trouver la bonne position n'est pas toujours évident dans la mesure où, à la différence des exercices en position allongée sur le dos, vous n'avez plus le sol comme repère. Cette position est la position de départ de nombre d'exercices. Sur l'illustration ci-contre, notez les parties du corps en contact avec le bâton : la tête, la cage thoracique et le bassin. Les courbures naturelles de la colonne vertébrale sont respectées.

↘ Position de départ

Vous êtes à quatre pattes, les mains à plat dans l'alignement des épaules et les genoux dans l'alignement des hanches. Les coudes pointent vers l'arrière, l'articulation n'est pas bloquée (les omoplates sont baissées). Étirez la colonne vertébrale pour éloigner le plus possible le sommet de la tête du coccyx. Le bassin et la colonne vertébrale sont en position neutre. Imaginez que vous avez une petite flaque d'eau dans le creux des reins. Avant d'aller plus loin, je veux que vous sentiez les muscles profonds du centre d'énergie entrer en jeu dès que vous bougez.

Concentrez-vous sur la position de votre buste. Décollez une main du sol. Aussitôt, vos abdominaux se contractent naturellement autour du buste. Le but de l'exercice est de tonifier ces muscles.

↘ Comment procéder

1. Inspirez profondément pour vous préparer.

2. Expirez, remontez doucement les muscles pelviens et contractez les abdominaux puis basculez votre bassin vers le nord (voir p. 30), l'os

ATTENTION !

• Veillez à rester dans votre zone de confort en basculant le bassin. Les côtes ne doivent pas s'aplatir. Elles ne font qu'un avec la taille.
• Ne voûtez pas le haut du dos. Ne serrez pas les omoplates.
• La nuque est étirée et sa courbure naturelle respectée. Regardez un point au sol, sans figer votre regard.
• Ne bloquez pas l'articulation des coudes.
• Le poids du corps repose sur l'ensemble des mains, pas uniquement sur le talon des mains.
• Les clavicules sont ouvertes, la colonne vertébrale bien étirée.
• Le poids du corps est réparti à la fois sur les mains et sur les genoux.

du pubis est projeté vers l'avant. Si la petite flaque existait vraiment, l'eau coulerait sur votre coccyx.

3. Inspirez.

4. Expirez et basculez le bassin dans le sens contraire (vers le « sud » – attention si vous souffrez du dos). Si la petite flaque d'eau était réelle, l'eau coulerait sur votre taille.

5. Inspirez.

6. Expirez et ramenez le bassin en position neutre. Les os du bassin et l'os pubien sont parallèles au sol et la petite flaque dos est au creux de vos reins.

7. Inspirez et expirez cinq fois de suite (respiration thoracique) puis relâchez les muscles. Refaites deux fois l'exercice.

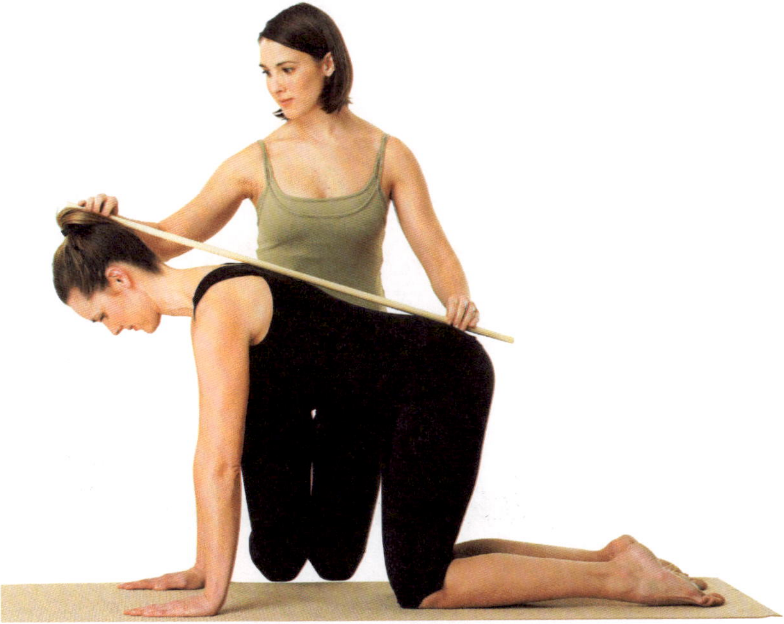

Alignement et stabilité en position allongée sur le ventre

Vous êtes allongé sur un tapis, le front en appui sur les mains posées l'une sur l'autre. Ouvrez et relâchez les épaules. Si vous ressentez une gêne ou une douleur dans le bas du dos, glissez un petit coussin plat ou une serviette de toilette pliée sous votre ventre. Les jambes sont détendues et à l'écartement des épaules.

↘ Comment procéder

1. Inspirez profondément et ouvrez grand la cage thoracique pour vous préparer.

2. Expirez, remontez les muscles pelviens et contractez les abdominaux inférieurs. Le ventre n'est plus collé au sol.

3. Inspirez et, sans relâcher les muscles, expirez puis inspirez cinq fois de suite (respiration thoracique). Répétez l'exercice cinq fois de suite.

ATTENTION !

- Imaginez qu'un œuf a été placé juste au-dessus de votre os pubien et que vous ne devez pas l'écraser.
- Ne contractez pas les fessiers.
- Le bassin et la colonne vertébrale sont parfaitement immobiles.
- La nuque et les mâchoires sont détendues.

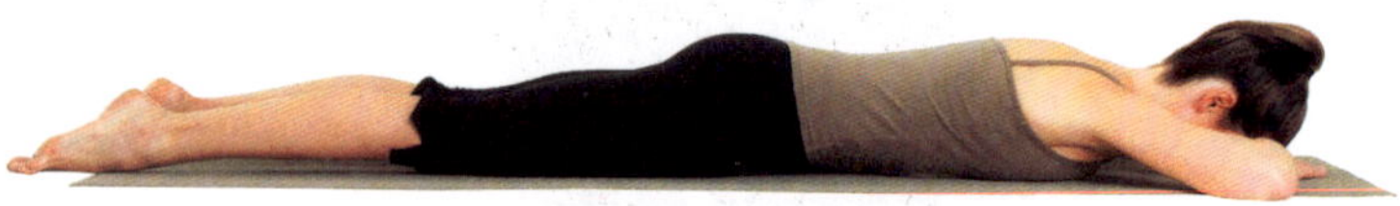

Stabilité en position de relaxation

Cet exercice permet de sentir la différence entre une contraction légère et une contraction intense des muscles pelviens et abdominaux.

↘ Position de départ

Vous êtes allongé sur le sol en position de relaxation. Passez en revue les points suivants.

- Votre bassin est-il en position neutre ? Votre sacrum est-il en appui sur le tapis ? Si la réponse est non, faites l'exercice de la boussole (p. 30).
- Prenez conscience des trois points en appui sur le tapis : la tête, la cage thoracique et le bassin.
- Vos cuisses sont-elles contractées ou au contraire tremblotantes ? Pour une meilleure stabilité, rapprochez ou éloignez les pieds de vos fesses.
- Prenez conscience des trois points d'appui des pieds : la base du gros orteil, la base du petit orteil et le milieu du talon.
- Localisez les os de vos hanches et posez le bout de vos doigts 2,5 cm à l'intérieur et en dessous. Les abdominaux inférieurs sont relâchés.

↘ Comment procéder

1. Inspirez profondément pour vous préparer puis étirez votre colonne vertébrale.

2. Expirez puis remontez les muscles du plancher pelvien. Vous sentez vos abdominaux inférieurs se contracter sous vos doigts tout en restant souples. Ne rentrez pas trop votre ventre. Le coccyx est collé au sol et étiré.

3. Inspirez et relâchez.

4. Expirez et sollicitez plus fortement les muscles pelviens (comme si vous augmentiez la puissance d'un variateur de lumière). Les abdominaux se contractent plus fortement et sont plus proéminents. Toutes les autres parties du corps sont détendues.

5. Inspirez et relâchez. Refaites plusieurs fois l'exercice jusqu'à ce que vous sentiez une différence selon l'intensité de la contraction.

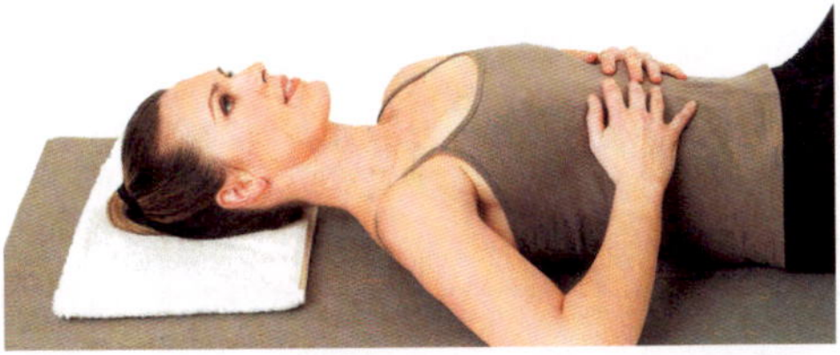

Stabilité du bassin

Vous savez maintenant quand votre corps est bien aligné, vous maîtrisez la respiration thoracique et vous êtes capable de remonter les muscles pelviens et de contracter les abdominaux inférieurs.

↘ Objectif

Apprendre à contrôler vos mouvements à partir du centre d'énergie afin de bouger vos bras et vos jambes tout en gardant le bassin et la colonne vertébrale en position neutre. Nous commencerons par des petits mouvements, avant de passer à des enchaînements plus complexes. Voici quatre mouvements à exécuter en gardant le bassin en position neutre. Imaginez que deux phares sont posés sur votre bassin et éclairent le plafond. Les rayons lumineux ne doivent pas bouger.

La position de départ étant la même pour les quatre exercices qui suivent, choisissez-en un nouveau à chaque séance afin de ne pas tomber dans la monotonie.

↘ Position de départ

Vous êtes en position de relaxation. Le bassin est en position neutre, le coccyx scollé au sol et étiré. Posez les mains sur les hanches pour identifier tout mouvement indésirable ou laissez-les à plat sur le sol.

→ Glissement de jambe

1. Inspirez profondément.

2. Expirez, remontez les muscles pelviens, creusez le bas-ventre et allongez une jambe sur le sol en veillant à ce qu'elle reste dans l'alignement de la hanche. Le bassin est stable et en position neutre.

3. Inspirez en gonflant le bas de la cage thoracique et ramenez la jambe à sa position initiale. Les os du bassin ne bougent pas.

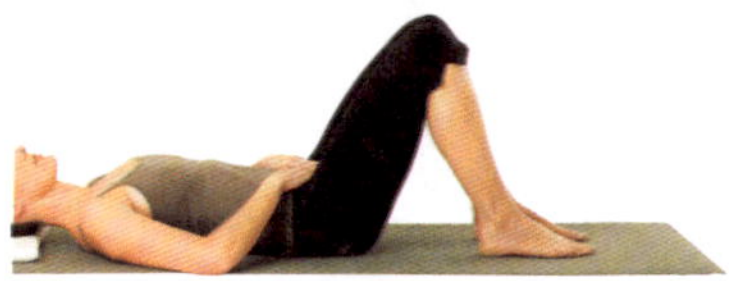

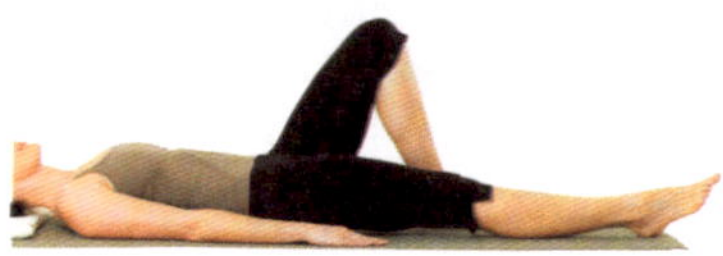

ATTENTION !

- La taille reste étirée et les hanches sont au même niveau.
- Aucune partie du corps n'est tendue ni contractée.
- Sollicitez les muscles pelviens et les abdominaux inférieurs pour que le bassin ne bascule pas.
- Ramenez la jambe en sollicitant les muscles postérieurs de la cuisse.
- Le pied reste collé au sol.

Ouverture du genou

1. Inspirez profondément.

2. Expirez, remontez les muscles pelviens et creusez le bas-ventre. Ouvrez doucement un genou sur le côté. Le bassin doit rester stable. Arrêtez dès que vous sentez qu'il bouge. L'ouverture du genou dépend de la flexibilité de vos adducteurs et de la mobilité de vos hanches.

3. Inspirez, ramenez le genou à sa position initiale et relâchez. Faites l'exercice cinq fois pour chaque jambe.

ATTENTION !

- La jambe qui ne travaille pas reste dans l'alignement de la hanche. Le genou ne tombe pas sur le côté.
- Le poids de la tête, de la cage thoracique et du sacrum (arrière du bassin osseux) repose sur le tapis.

Flexion alternée des genoux

1. Inspirez profondément.

2. Expirez, remontez les muscles pelviens, creusez le bas-ventre et levez la jambe gauche jusqu'à ce qu'elle soit parallèle au sol. Visualisez le fémur qui descend pour s'ancrer dans la hanche.

3. Inspirez et maintenez la position.

4. Expirez et reposez doucement le pied au sol.

5. Faites cinq répétitions et changez de jambe.

ATTENTION !

- Contractez les abdominaux inférieurs. Le bas-ventre se creuse.
- Ne comptez pas sur la jambe en appui au sol pour stabiliser votre corps.
- Arrêtez de lever la jambe dès que votre bassin bouge.
- Si l'exercice est trop difficile, rapprochez les jambes du corps. La taille doit rester étirée.

Flexion groupée des genoux

↘ Niveau 1

Cet exercice nécessite de maîtriser les exercices de ce chapitre, mais je l'ai inclus ici car il illustre bien ce qu'on entend par « stabilité du bassin ». Certains enseignants assurent qu'il est indispensable d'exécuter parfaitement les exercices proposés p. 96, 106 et 138 avant de passer à la flexion groupée des genoux. J'ai donc mis au point deux niveaux de difficulté.

1. Inspirez profondément.

2. Expirez, remontez les muscles pelviens, creusez le bas-ventre puis levez une jambe pour qu'elle soit parallèle au sol.

3. Inspirez et tenez le genou levé avec une main ou avec les deux.

4. Expirez, remontez un peu plus les muscles pelviens et levez la seconde jambe. Serrez les pieds (les orteils se frôlent) mais gardez les genoux à l'écartement des hanches.

5. Plus difficile : lâchez le genou, inspirez et vérifiez que votre bassin est toujours en position neutre et que votre dos est collé au sol.

6. Expirez en gardant le dos collé au sol, puis ramenez lentement un pied sur le sol – le bas-ventre est creusé et le bassin en position neutre.

7. Inspirez puis expirez. Faites redescendre un peu les muscles pelviens, relâchez doucement les abdominaux et ramenez le second pied sur le sol. Faites l'exercice six fois de suite en alternant à chaque fois la position des jambes. Lorsque vous le maîtriserez bien, essayez de lever et de baisser les jambes (l'une après l'autre) sur une seule expiration.

↘ Niveau 2

Attendez de bien maîtriser l'exercice précédent pour passer au niveau 2.

1. Inspirez profondément pour vous préparer.

2. Expirez, remontez les muscles pelviens, creusez le bas-ventre et levez un genou. Le bassin est en position neutre.

3. Inspirez profondément.

4. Expirez, remontez et contractez un peu plus les muscles pelviens et les abdominaux puis levez le second genou. Les orteils se frôlent mais les genoux sont à l'écartement des hanches.

5. Inspirez profondément.

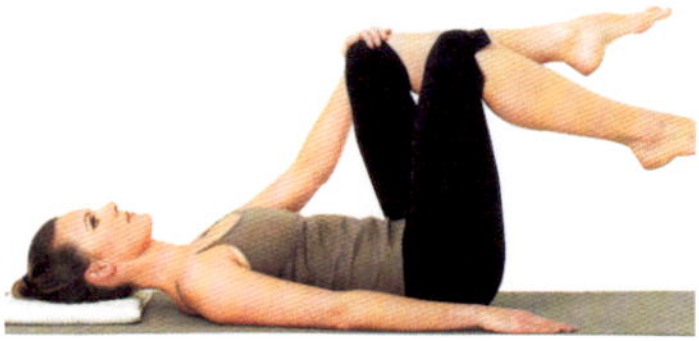

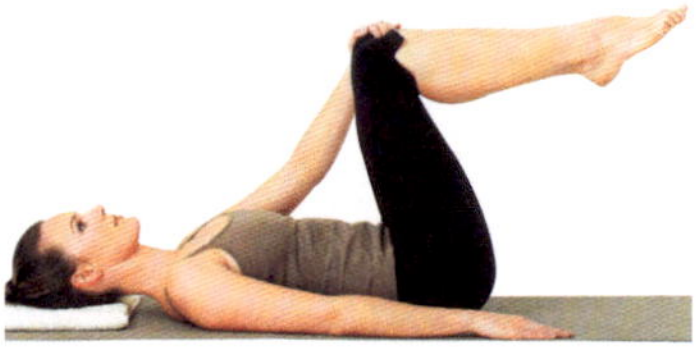

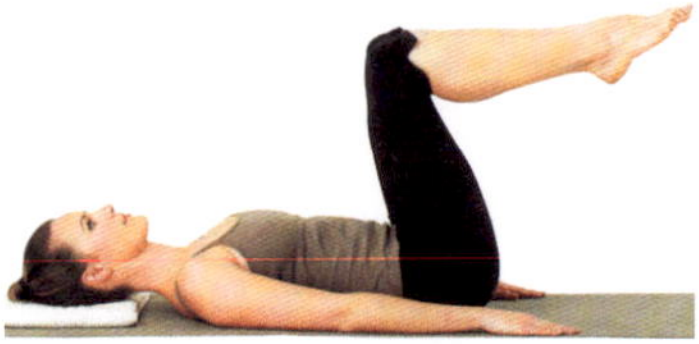

ATTENTION !

Votre corps va essayer de tricher et d'utiliser tous les moyens autres que les abdominaux inférieurs pour garder sa stabilité. Ne l'oubliez pas et veillez à ce qu'il n'y ait aucune tension dans la nuque et les épaules. Le bassin est en position neutre, le bas-ventre creusé.

6. Expirez. Si nécessaire, remontez un peu plus les muscles pelviens et contractez davantage les abdominaux inférieurs pour que le dos reste collé au sol tandis que vous abaissez la jambe que vous avez levée en premier.

7. Inspirez puis expirez et baissez la seconde jambe.

8. Faites l'exercice six fois de suite en alternant à chaque fois la position des jambes. Lorsque vous le maîtriserez bien, levez et abaissez les deux jambes (l'une après l'autre) sur une seule expiration.

→ Ouverture de la jambe

Pour savoir comment ouvrir une jambe sans perdre votre stabilité, suivez les instructions p. 106. Comme pour la flexion alternée des genoux et la flexion des deux genoux, le sacrum doit resté collé au sol et le coccyx est tiré vers le bas, la nuque est étirée, les abdominaux inférieurs sont contractés du début à la fin de l'exercice et les muscles dorsaux sont détendus.

Exercices pour le haut du corps

Je vous invite maintenant à vous concentrer sur le haut de votre corps. Les exercices qui suivent vont vous permettre d'éliminer les tensions au niveau de la nuque et des épaules, d'apprendre à aligner la tête, la nuque et les épaules, à bouger librement les bras, à stabiliser les cervicales et, enfin, à tonifier les muscles stabilisateurs des omoplates.

Levers de bras

Objectif

Nous avons tous tendance à trop solliciter la partie supérieure de nos épaules ce qui, à la longue, crée une tension dont nous nous passerions bien. Le but de l'exercice suivant est de vous apprendre à lever le bras en un mouvement souple et fluide.

Lorsque vous levez le bras, gardez à l'esprit les recommandations suivantes :

- d'abord, seul le bras bouge ;
- puis vous sentez votre omoplate bouger (elle glisse et descend vers l'arrière de la paroi thoracique) ;
- enfin, la clavicule se soulève.

Position de départ

Vous êtes debout le dos droit. Posez la main gauche sur l'épaule droite – vous sentez votre clavicule. Pendant la première partie du mouvement, essayez de garder la clavicule immobile – avec la main gauche, vérifiez que la partie supérieure de l'épaule reste au repos le plus longtemps possible. En effet, elle est trop souvent sollicitée.

Comment procéder

1. Inspirez pour vous préparer et étirez la colonne vertébrale. La nuque est bien décontractée.

2. Expirez, remontez doucement les muscles pelviens et contractez les abdominaux inférieurs en levant le bras droit. Ne le tirez pas trop en arrière et veillez à ce qu'il reste dans

---

ATTENTION !

- Le bras qui travaille doit rester dans votre champ de vision de manière à ne pas solliciter l'articulation de l'épaule.
- Les omoplates glissent et descendent naturellement dans le dos alors que le bras se lève. Les épaules ne remontent pas vers les oreilles.
- Gardez une sensation d'ouverture sur le devant et l'arrière du buste.
- Le buste ne bascule pas sur un côté. Restez bien centré.
- C'est votre main qui dirige le mouvement. Le bras ne fait que la suivre.

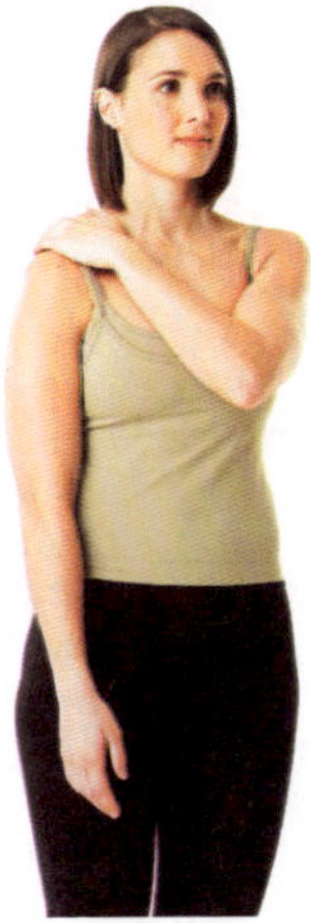

votre champ de vision périphérique. Lorsque votre bras est au niveau de l'épaule, faites-le pivoter de manière à ce que la paume s'ouvre vers le plafond. Vérifiez avec la main gauche que la partie supérieure de l'épaule ne bouge pas. Suivez bien les recommandations données plus haut.

3. Inspirez et gardez le bras en l'air.

4. Expirez en ramenant le bras le long du corps. Le dessus de l'épaule est toujours immobile. Faites l'exercice trois fois de suite avec le bras droit puis recommencez avec le bras gauche.

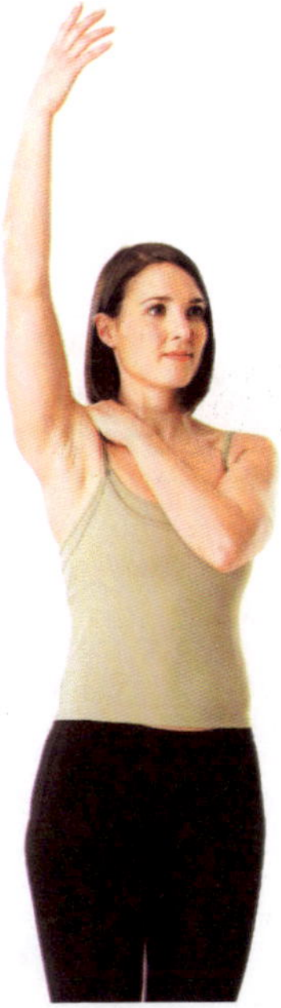

La flèche

Objectif

Nous nous concentrerons sur la première étape de la posture de la flèche (des variantes sont présentées p. 138 et suivantes) afin que vous preniez conscience de ce que signifie « ouvrir sa poitrine » et que vous appreniez à localiser les muscles stabilisateurs des omoplates.

Position de départ

Vous êtes allongé à plat ventre sur un tapis. Pour ne pas entraver la respiration, le front est en appui sur un coussin plat ou sur une serviette de toilette pliée. Les bras sont le long du corps, les paumes tournées vers le plafond. Les jambes sont jointes et les talons relâchés. Le haut du corps est ouvert et détendu. Les épaules s'arrondissent légèrement. La tête bascule légèrement vers l'avant, même si votre front est en appui sur un coussin. Dans un premier temps, vérifiez que votre tête et votre nuque sont dans l'alignement de la colonne vertébrale. Alors que vous ouvrez et faites glisser vos épaules en arrière, vous notez peut-être que votre dos est légèrement tiré en arrière. Éloignez au maximum les clavicules l'une de l'autre et ouvrez le plus possible le haut de votre dos.

↘ Comment procéder

1. Inspirez en ouvrant grand la cage thoracique. Imaginez qu'une bille est à proximité de votre nez.

2. Expirez, remontez doucement les muscles pelviens et creusez le bas-ventre. Étirez votre tête comme si vous faisiez rouler la bille sur le tapis jusqu'à ce que votre tête soit dans l'alignement de la colonne vertébrale. En même temps, ouvrez et éloignez doucement vos clavicules l'une de l'autre.

3. Inspirez.

4. Expirez et, tout en continuant d'étirer votre tête, faites une rotation des bras afin que les paumes soient face à votre corps et que les doigts pointent vers les orteils. Vos omoplates glissent et descendent dans le dos. Si cela vous est plus facile, tirez votre dos en arrière et décollez le buste du sol.

5. Inspirez et maintenez la position. Votre corps est étiré du bout des orteils au sommet de la tête.

6. Expirez et relâchez. Faites l'exercice huit fois de suite puis prenez la position de repos (p. 144).

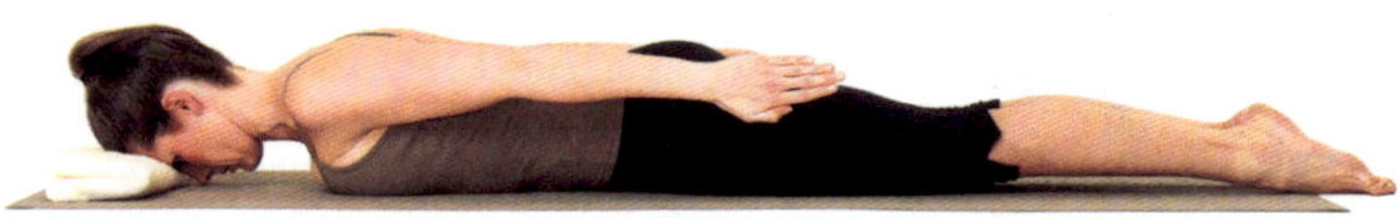

ATTENTION !

- Pendant tout l'exercice, les abdominaux inférieurs sont contractés et le coccyx est étiré.
- Si vous ressentez un pincement dans le bas du dos, glissez une serviette de toilette pliée en quatre sous votre ventre pour ne pas cambrer le dos.
- Ne serrez pas les omoplates.
- Ne bloquez pas vos clavicules mais laissez-les glisser naturellement.
- Pensez à creuser vos aisselles.

Fermeture de la cage thoracique

Objectif

Un exercice pour vous apprendre à bien positionner votre cage thoracique.

Position de départ

Vous êtes en position de relaxation. La tête, la cage thoracique et le sacrum sont en appui sur le tapis. Levez les bras à la verticale juste au-dessus des épaules. Le dos des mains est face à vous. Étirez les bras le plus possible vers le plafond afin de décoller les omoplates du tapis. Éloignez-les l'une de l'autre puis reposez-les sur le tapis. Du début à la fin de l'exercice, essayez de garder cette sensation d'ouverture. Si vous êtes plus à l'aise, gardez les paumes des mains l'une face à l'autre.

Comment procéder

1. Inspirez (respiration latérale). Votre cage thoracique se dilate sur le tapis.

2. Expirez, remontez les muscles pelviens et creusez le bas-ventre. Sans relâcher les muscles, amenez les bras derrière votre tête. Les côtes ne s'affaissent pas et ne font qu'une avec votre taille. Dès que la position devient inconfortable, cessez le mouvement.

3. Inspirez et ramenez les bras à la verticale. L'arrière de la cage thoracique repose lourdement sur le tapis.

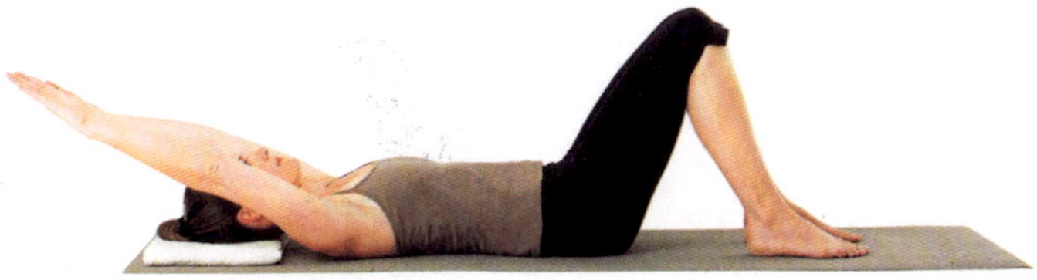

ATTENTION !

- Profitez de l'expiration pour rapprocher les côtes de la taille. La colonne vertébrale et le bassin restent en position neutre.
- Les bras sont étirés, les coudes ne sont pas bloqués.
- Le mouvement des bras part de l'articulation des épaules. Si vous êtes très souple, les bras et les avant-bras touchent le sol au même moment. Ne fléchissez ni les coudes ni les poignets.
- La cage thoracique ne s'aplatit pas, la nuque est détendue.
- Les épaules ne sont pas collées aux oreilles.

L'étoile de mer

Objectif

Mettre en application tout ce que vous venez d'apprendre et effectuer des mouvements fluides entièrement contrôlés par votre centre d'énergie. Lorsque vous levez les bras, pensez à ce que vous avez appris dans l'exercice du lever de bras (p. 44) et de la fermeture de la cage thoracique (p. 54). Lorsque vous tendez les jambes, rappelez-vous les consignes pour l'exercice des glissements de jambe (p. 40).

Position de départ

Vous êtes en position de relaxation, les bras le long du corps, les mains tournées vers vous ou à plat sur le sol.

Comment procéder

1. Inspirez et ouvrez grand votre cage thoracique pour vous préparer.

2. Expirez, remontez les muscles pelviens et contractez les abdominaux. Sans relâcher les muscles, levez un bras comme pour toucher le sol derrière votre tête. Si vous n'arrivez pas à poser le bras sur le sol, faites ce que vous pouvez. Simultanément, allongez la jambe opposée sur le sol en gardant le bassin stable.

3. Inspirez et étirez votre corps comme pour éloigner les différentes parties de votre centre d'énergie.

4. Expirez et ramenez votre bras et votre jambe dans la position de départ.

Faites l'exercice cinq fois de suite en alternant la position des bras et des jambes.

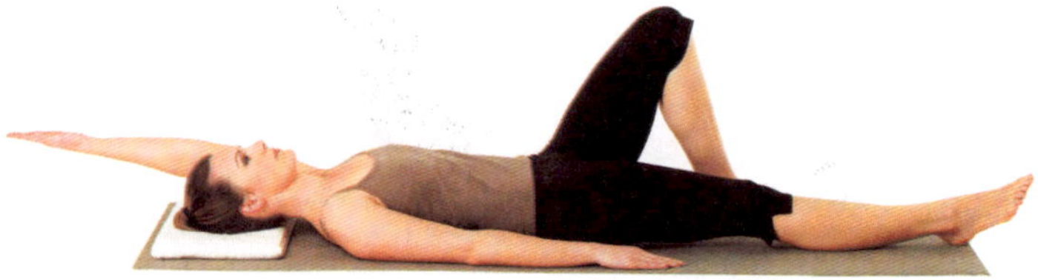

ATTENTION !

- Sollicitez les muscles du centre d'énergie pour contrôler le mouvement.
- Les côtes ne s'éloignent pas de la taille quand le bras passe derrière votre tête.
- Pensez à ouvrir les clavicules et à les éloigner l'une de l'autre.
- Le bassin reste en position neutre lorsque vous bougez la jambe.
- La jambe reste dans l'alignement de la hanche lorsque vous l'allongez. Pour la ramener à la position initiale, sollicitez les muscles sur la face postérieure de la cuisse.

Rotations de la nuque et flexions du menton

Pour que la tête et la nuque réapprennent à travailler ensemble, les muscles extenseurs (qui tirent la tête en arrière) et les muscles fléchisseurs (qui tirent la tête en avant) du cou doivent être toniques. Lorsque vous êtes installé à votre bureau ou au volant de votre véhicule, votre tête bascule d'avant en arrière, ce qui crée un déséquilibre musculaire. Décontracter la mâchoire, étirer la nuque, rentrer légèrement le menton et incliner la tête en avant suffissent à restaurer l'équilibre musculaire.

Objectif

Éliminer les tensions dans la nuque en dégageant les cervicales. Solliciter les muscles stabilisateurs et extenseurs profonds du cou – la flexion du menton est lente et contrôlée.

Position de départ

Vous êtes en position de relaxation. Pour que la position soit plus confortable, glissez une serviette de toilette pliée sous votre tête.

Comment procéder

1. Relâchez le cou et les mâchoires. La langue s'élargit à la base. La nuque est étirée et le sternum relâché. Les omoplates s'éloignent l'une de l'autre et s'enfoncent sur le tapis.

2. Laissez la tête rouler doucement sur un côté.

3. Doucement, ramenez-la au centre puis laissez-la rouler de l'autre côté.

4. Ramenez-la au centre puis rentrez doucement le menton et étirez votre nuque en laissant glisser l'arrière de la tête vers le haut. La tête reste collée au tapis tandis que vous rentrez le menton.

5. Ramenez la tête au centre. Répétez l'exercice complet huit fois de suite.

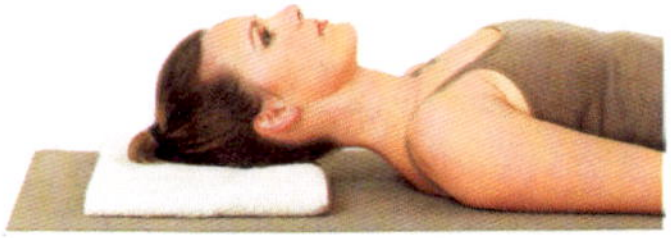

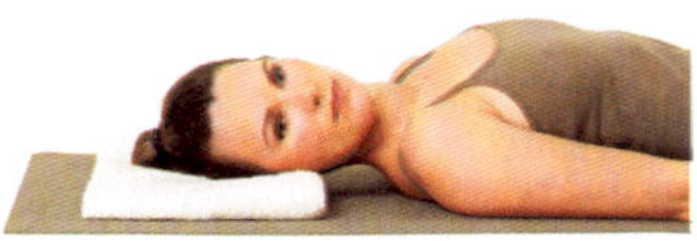

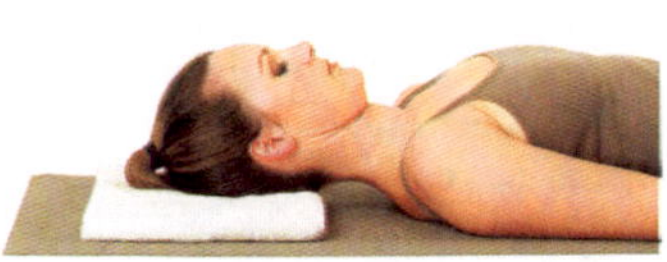

Enroulements du tronc

Il est indispensable que vous maîtrisiez cet exercice. Comme le laisse supposer la liste de mises en garde, il est facile de mal faire l'exercice et de n'en tirer aucun bénéfice.

↘ Objectif

Bien exécutés, les enroulements du tronc n'ont pas leurs pareils pour renforcer la sangle abdominale.

↘ Position de départ

Vous êtes en position de relaxation. Décontractez la nuque en roulant votre tête de gauche à droite puis croisez les mains sous la nuque afin de la soutenir, sans tirer dessus. Les coudes sont ouverts et pointent vers le haut. Tout le poids de votre tête repose dans vos mains.

↘ Comment procéder

1. Inspirez et, en même temps, ouvrez grand la cage thoracique.

2. Expirez, remontez les muscles pelviens et contractez les abdominaux inférieurs. Rentrez le menton, relâchez le sternum, décollez les épaules du tapis et enroulez le buste. Le bas-ventre est creusé, le bassin stable et le coccyx collé au sol.

3. Inspirez et revenez à la position initiale en contrôlant le mouvement. Faites l'exercice dix fois de suite. Si besoin est, prenez une inspiration au milieu du mouvement.

✱ LE FACTEUR X

Nous essayons toujours de trouver des trucs pour vous aider à mieux exécuter chaque mouvement. Mon préféré est celui que j'appelle le « facteur X ». Si l'on relie le côté gauche de la cage thoracique à la hanche droite puis le côté droit à la hanche gauche, on obtient un X. L'image de ce « X » – cette relation n'existe que lorsque vous faites un enroulement croisé – vous aide à percevoir différemment les muscles de votre centre d'énergie et à garder le buste immobile alors que vos bras et vos jambes sont en mouvement.

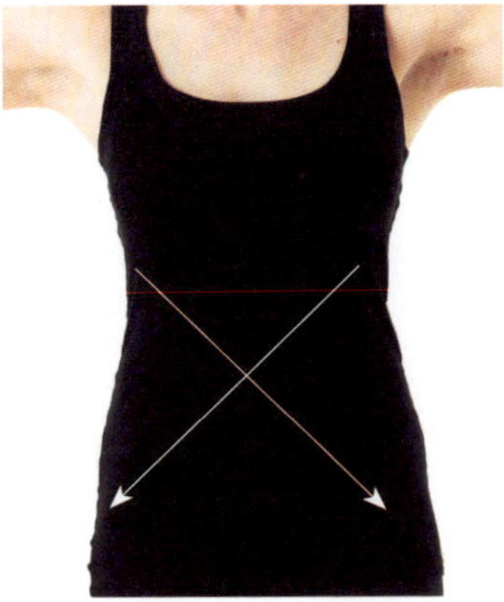

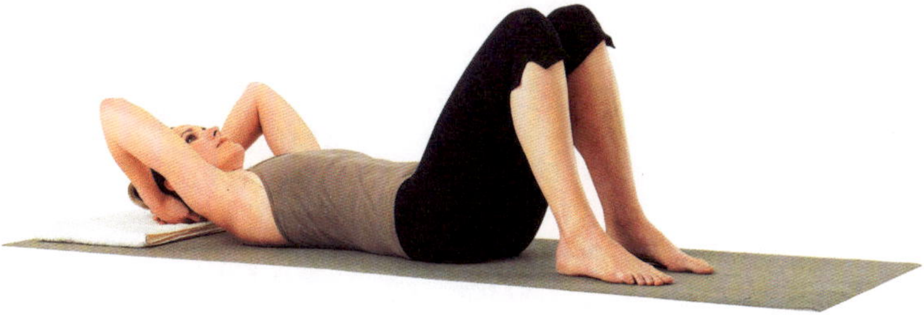

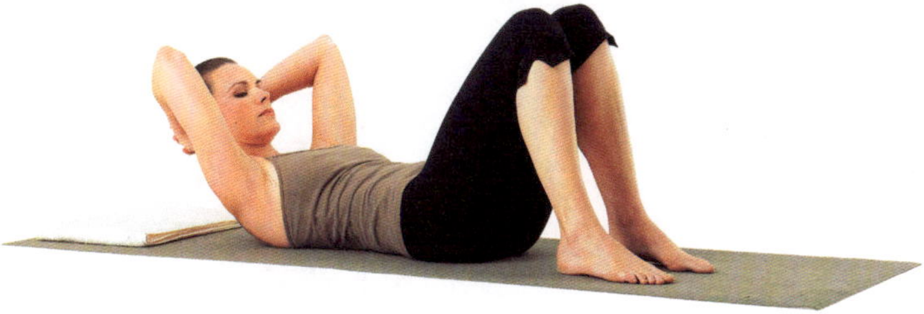

ATTENTION !

- Le bassin reste en position neutre. Le devant du corps est étiré. Le coccyx est collé au tapis.
- C'est votre regard qui initie le mouvement.
- Lorsque le buste se lève, ne fermez pas les coudes : ils restent dans votre champ de vision périphérique.
- Le poids de votre tête repose sur vos mains. Si le poids s'allège, c'est que vous tirez sur la nuque. Or ce sont les abdominaux qui travaillent, pas les muscles du cou.
- Les clavicules et les omoplates sont ouvertes. Les épaules ne remontent pas vers les oreilles.
- N'essayez pas de trop rapprocher le haut du corps de votre nombril, car vous risquez alors de bouger le bassin.

Exercices pour perdre du poids

Il n'est pas question d'enchaîner tous les exercices proposés ici, mais d'en sélectionner quelques-uns pour créer un programme personnalisé. Pour que chacun travaille selon ses aptitudes physiques, j'ai classé les exercices dans trois catégories : « Pour tous », « Intermédiaires » et « Avancés ». Vous remarquerez que j'ai évité l'étiquette « Pour débutants », car cette classification ne veut pas vraiment dire grand-chose. En effet, nous sommes tous différents et ce qui est simple pour les uns peut sembler insurmontable à d'autres. Pour ma part, les ciseaux ne me posent aucun problème alors que j'ai du mal à faire les enroulements dorsaux à cause d'une ancienne blessure. Je propose donc parfois plusieurs variantes pour un même exercice. Attendez de maîtriser parfaitement une variante pour passer au niveau supérieur.

Fermeture de la cage thoracique avec glissement de jambes *(pour tous)*

Un exercice pour se sentir bien dans son corps et réviser certains mouvements de base tout en travaillant la coordination et en sollicitant les muscles du centre d'énergie, deux facteurs essentiels pour mettre en place un programme de perte de poids.

↘ Objectif

Coordonner la stabilité du bassin et des omoplates.

↘ Position de départ

Vous êtes en position de relaxation. Levez les bras à la verticale. Les paumes sont tournées vers les pieds. Les coudes ne sont pas bloqués. Ouvrez les épaules.

↘ Étape par étape

1. Inspirez et ouvrez grand la cage thoracique.

2. Expirez, remontez les muscles pelviens, creusez le bas-ventre et – sans relâcher – amenez les bras le plus loin possible derrière la tête tout en glissant une jambe sur le sol. La jambe reste dans l'alignement de la hanche. Les côtes et la taille ne font qu'un. Le bassin ne bouge pas et reste en position neutre.

3. Inspirez puis expirez en ramenant les bras à la verticale au-dessus des épaules et la jambe à sa position initiale. Répétez cinq fois l'exercice en alternant la position des jambes.

ATTENTION !

- Plus l'articulation des épaules est souple, plus vos bras se rapprochent du sol.
- La cage thoracique ne ressort pas. Elle ne fait qu'un avec la taille.
- Les bras sont tendus mais les coudes ne sont pas bloqués.
- Lorsque vous ramenez la jambe à sa position initiale, sollicitez les muscles sur la face postérieure de la cuisse.
- Le poids de la tête, de la cage thoracique et du bassin repose sur le tapis.

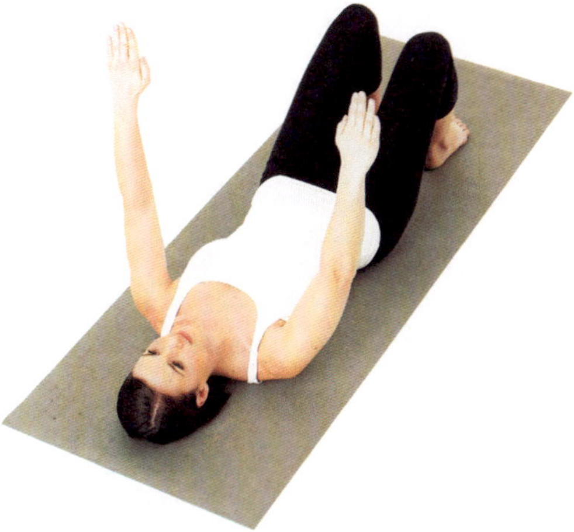

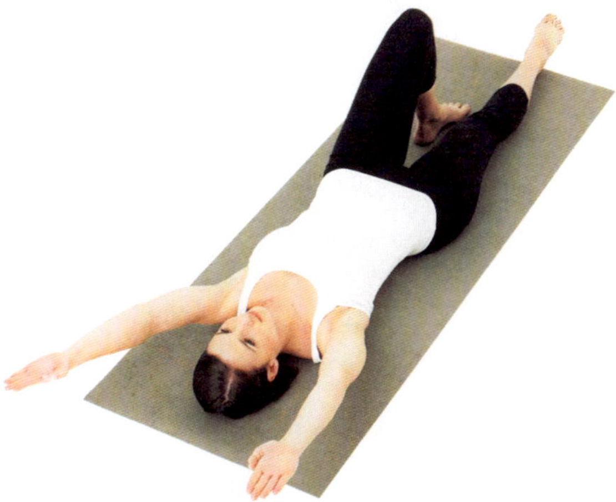

Ouverture opposée bras/jambe *(pour tous)*

Si cet exercice est aussi bénéfique, c'est parce que dès que vos membres ne sont plus dans l'alignement du corps, les obliques sont obligés de travailler afin que vous restiez stable.

↘ Objectif

Tonifier les bras, la poitrine, les épaules et les abdominaux.

↘ Matériel

Dans un premier temps, entraînez-vous sans haltère puis prenez-en un dans chaque main (au maximum 2,5 kg) afin de stimuler les muscles au maximum.

↘ Position de départ

Vous êtes en position de relaxation. Levez les bras à la verticale. Les paumes sont tournées l'une vers l'autre. Imaginez que vous enlacez le tronc d'un gros arbre. Vos bras ne sont pas tendus mais légèrement incurvés et les coudes sont ouverts.

↘ Étape par étape

1. Inspirez profondément et ouvrez grand la cage thoracique.

2. Expirez, remontez les muscles pelviens, creusez le bas-ventre et – sans relâcher – ouvrez lentement un genou tout en baissant le bras opposé jusqu'à ce qu'il soit à l'horizontale dans l'axe de l'épaule. Le bassin est centré et stable.

3. Inspirez et ramenez le genou et le bras à leur position initiale. Répétez l'exercice dix fois en alternant la position des bras et des jambes.

ATTENTION !

- Gardez la courbure naturelle du bras – le bras bouge d'un seul bloc, le mouvement part de l'articulation de l'épaule. Les coudes ne sont pas bloqués. Tendez le bras à l'horizontale dans l'axe de l'épaule.
- Relâchez la nuque.
- Pensez au facteur X (voir p. 50), côtes et jambe opposées.
- Les clavicules sont ouvertes. Le dos est large.

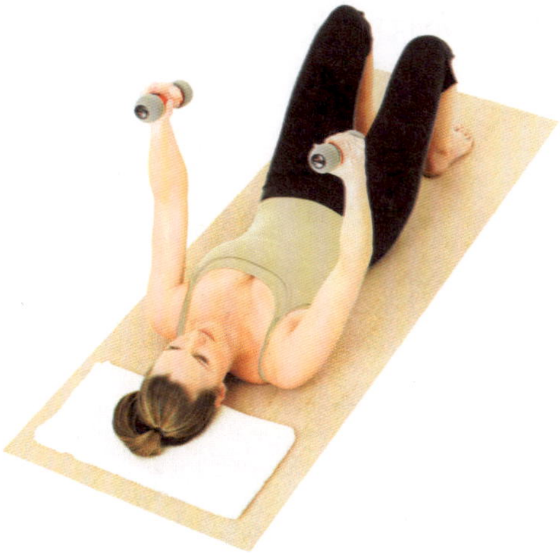

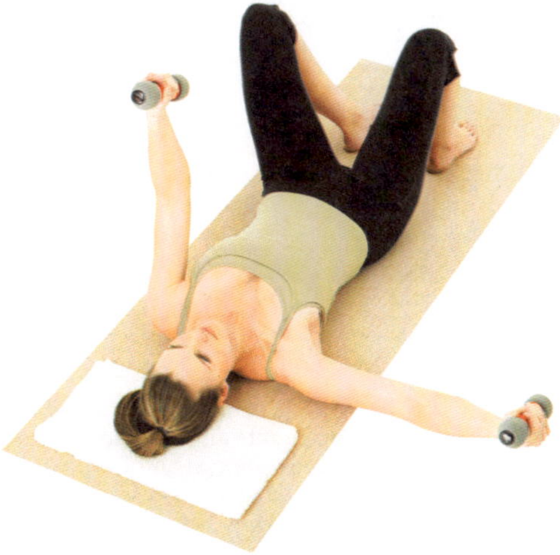

Enroulements de la colonne avec une écharpe *(pour tous et intermédiaire)*

➔ Pour tous

↘ Objectif

Si le but premier est de mobiliser la colonne vertébrale, cet exercice est également très efficace pour tonifier les fessiers. Dans la variante présentée ci-dessous, le fait d'enrouler une écharpe autour des cuisses sollicite plus encore, d'une part, les fessiers notamment juste sous les ischions soit là où les fesses sont les plus molles (culotte de cheval) et, d'autre part, les muscles des cuisses très fortement sollicités lorsque vous essayez de les ouvrir.

↘ Matériel

Une écharpe extensible ou une bande en latex.

↘ Position de départ

Vous êtes en position de relaxation. Si besoin est, glissez une serviette de toilette pliée sous votre tête. Les pieds sont parallèles, dans l'alignement des hanches et à environ 30 cm des fesses (ou plus près si cela rend la position plus confortable). Nouez l'écharpe autour de vos cuisses en veillant à ce que vos jambes soient à l'écartement des hanches. Les bras sont le long du corps, les paumes à plat sur le sol.

↘ Étape par étape

1. Inspirez profondément et ouvrez grand la cage thoracique.

2. Expirez, remontez les muscles pelviens, creusez le bas-ventre, écartez les cuisses et décollez légèrement le coccyx du sol.

ATTENTION !

- Pendant tout l'exercice, les cuisses sont étirées.
- Ne cambrez pas le dos. Gardez en tête l'image d'un chien qui vient de se faire gronder et qui a la queue (votre coccyx) entre les jambes.
- Le poids du corps repose sur les deux pieds en appui sur le sol.
- Le haut du corps est étiré (du bas du dos au sommet de la tête).

---

3. Inspirez et revenez à la position initiale. Le bassin est en position neutre et la colonne vertébrale est étirée.

4. Expirez, remontez les muscles pelviens, creusez le bas-ventre et décollez un peu plus que précédemment la colonne vertébrale du sol.

5. Inspirez puis expirez en reposant la colonne vertébrale sur le sol vertèbre après vertèbre. Faites une série de cinq répétitions en décollant à chaque fois un peu plus la colonne vertébrale mais en gardant les omoplates collées au sol. Contractez les muscles pelviens sur l'expiration, décollez la colonne vertébrale sur l'inspiration, puis revenez à la position initiale sur une nouvelle expiration, en ramenant la colonne vertébrale sur le sol, vertèbre après vertèbre. Ouvrez le plus possible les cuisses.

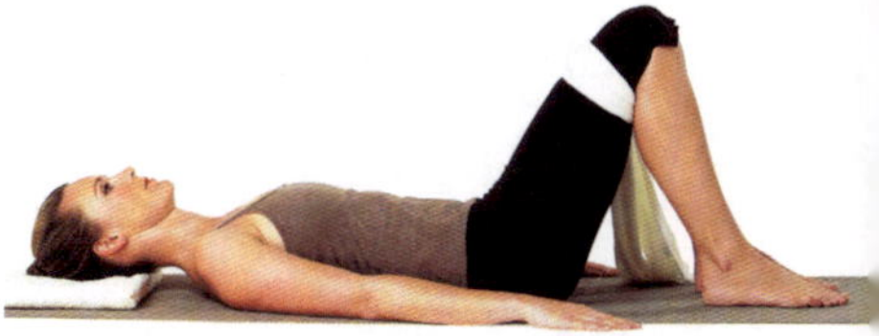

Position de départ

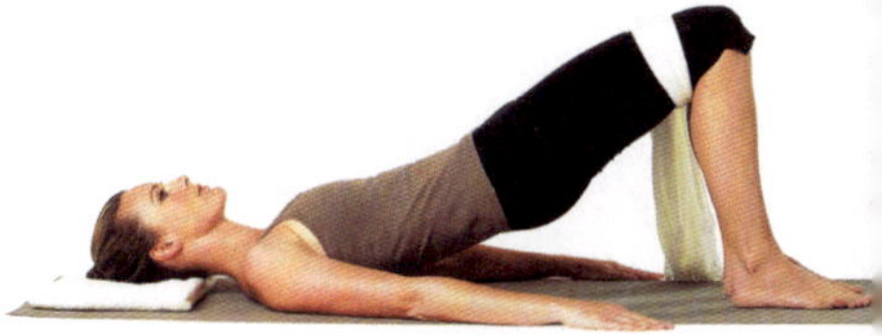

Pour tous

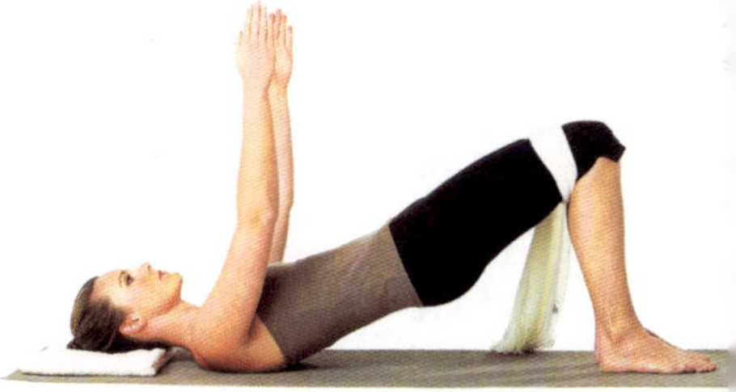

Niveau avancé

Niveau intermédiaire

Une fois que vous maîtrisez l'exercice, ajoutez un niveau de difficulté. Levez les bras à la verticale en veillant à ce qu'ils restent à l'écartement des épaules. Les mains n'étant plus en appui sur le sol, les muscles sont plus fortement sollicités.

Renforcement musculaire des fessiers (*niveau intermédiaire*)

Cet exercice est, à mon sens, celui qui tonifie le plus les fessiers. En cas de gêne ou douleur, demandez l'avis d'un médecin.

↘ Objectif

Solliciter les fessiers et les adducteurs. Mobiliser la colonne vertébrale et assouplir la région macro-lombaire.

↘ Position de départ

Vous êtes allongé sur un tapis antidérapant face à un mur. Les pieds sont posés à plat sur le mur et les genoux sont fléchis à angle droit. Placez un petit coussin entre vos genoux. Si vous êtes très voûté, glissez un petit oreiller ou une serviette pliée sous votre tête. Les bras sont le long du corps.

↘ Étape par étape

1. Inspirez et étirez la colonne vertébrale.

2. Expirez, remontez les muscles pelviens, creusez le bas-ventre et, sans relâcher, serrez le coussin entre les genoux, contractez les fessiers et décollez vertèbre après vertèbre le dos du sol jusqu'au niveau des omoplates. Maintenez la position.

3. Respirez normalement. Serrez les genoux et les fessiers tout en basculant doucement votre corps. Ne relâchez pas les muscles du plancher pelvien. L'idéal est de basculer 30 fois votre corps mais arrêtez-vous dès que vous sentez une gêne.

4. Expirez et reposez la colonne vertébrale sur le sol, vertèbre après vertèbre. Répétez trois fois l'exercice.

ATTENTION !

- Arrêtez-vous dès que vous sentez une gêne ou une douleur.
- La colonne vertébrale est étirée, la nuque aussi.
- Ne bloquez pas votre respiration en contractant les muscles.

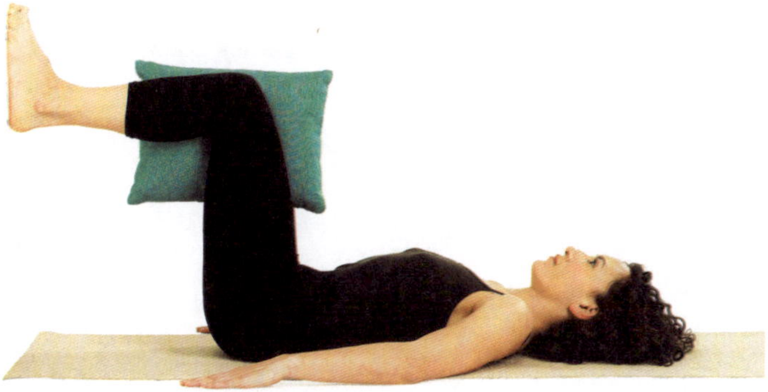

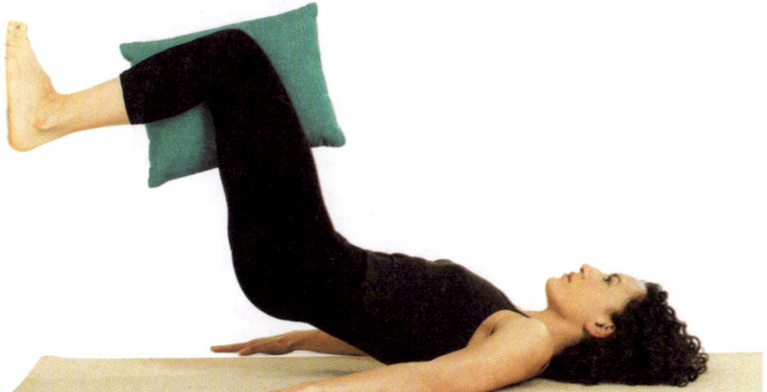

Flexion des genoux avec une écharpe *(pour tous et niveau intermédiaire)*

➔ Pour tous

Un exercice qui sollicite plus fortement les muscles du centre d'énergie.

↘ Objectif

Solliciter l'arrière des bras, les épaules et les abdominaux profonds.

↘ Matériel

Une écharpe extensible ou une bande en latex.

↘ Position de départ

Vous êtes en position de relaxation. Tendez les bras afin de tenir l'écharpe au-dessus de vos épaules. Le dos des mains est tourné vers vous, les index sont tendus. Les coudes ne sont pas bloqués. Ouvrez lentement les bras pour tendre l'écharpe et solliciter les muscles stabilisateurs des épaules. Vous sentez également que l'arrière des bras travaille.

↘ Étape par étape

1. Inspirez profondément et ouvrez grand la cage thoracique.

2. Expirez, remontez les muscles pelviens, creusez le bas-ventre et – sans relâcher – pliez un genou. La jambe est parallèle au sol. Le bassin ne bouge pas et reste stable. L'écharpe est toujours tendue. La nuque et le sternum sont relâchés. Ce sont les muscles à l'arrière des bras et sous les omoplates qui travaillent.

3. Inspirez et maintenez la position.

4. Expirez, reposez le pied sur le sol et ne tirez plus sur l'écharpe.

Répétez dix fois l'exercice en changeant à chaque fois de jambe.

➔ Niveau intermédiaire

Essayez de plier les deux jambes. Montez un peu plus les muscles pelviens et contractez plus fortement les abdominaux lorsque vous pliez la seconde jambe afin de stabiliser le bassin. Pour vous aider à garder le buste stable, ayez à l'esprit l'image du facteur X (p. 50).

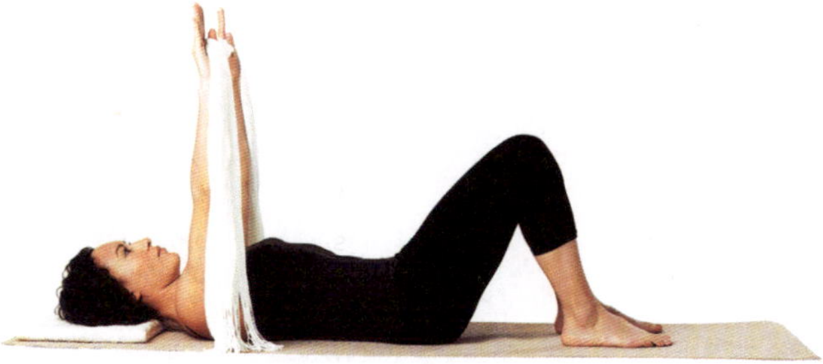

Position de départ

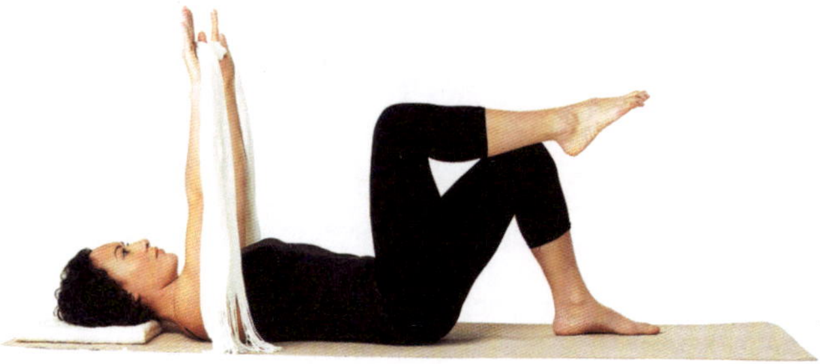

Pour tous

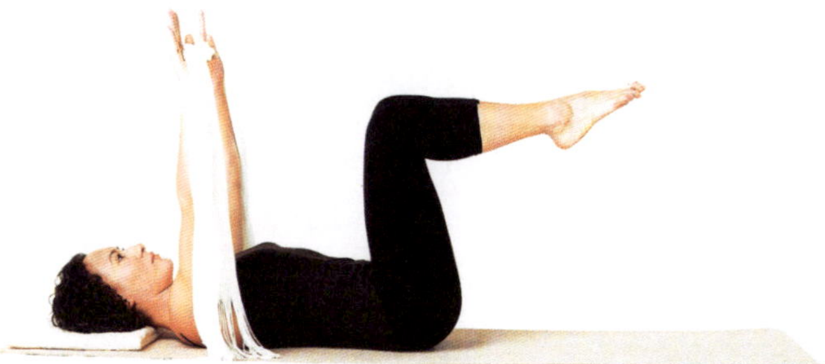

Niveau intermédiaire

Enroulements du tronc *(pour tous)*

Dans un premier temps, apprenez à plier les genoux alors que le haut du corps ne repose plus sur le sol puis ajoutez une difficulté en imaginant que vous trempez vos orteils dans de l'eau. Un exercice qui sollicite à la fois l'imagination et les abdominaux !

↘ Objectif

Tonifier les abdominaux.

↘ Position de départ

Vous êtes en position de relaxation. Croisez les mains sous la tête et étirez la nuque en rentrant légèrement le menton. Les mains supportent tout le poids de la tête.

↘ Étape par étape

1. Inspirez profondément et ouvrez grand la cage thoracique.

2. Expirez, remontez doucement les muscles pelviens, creusez le bas-ventre et – sans relâcher – enroulez le buste en rapprochant la cage thoracique des hanches. Le bassin reste en position neutre.

3. Inspirez et levez un genou pour que la jambe soit parallèle au sol.

4. Expirez et reposez le pied sur le tapis.

Faites une série de six répétitions en alternant la position des jambes. Ne reposez le haut du corps sur le tapis qu'à la fin de l'exercice.

ATTENTION !

- Du début à la fin de l'exercice, le bassin est en position neutre.
- Pendant tout l'exercice, les abdominaux inférieurs sont contractés.
- Ne ramenez pas le haut du corps sur le sol avant la fin de l'exercice. Pour vous aider à maintenir la position, respirez en favorisant la pénétration de l'air à l'arrière de la cage thoracique.
- Le poids de la tête est supporté par les mains. Concentrez-vous sur les abdominaux inférieurs.

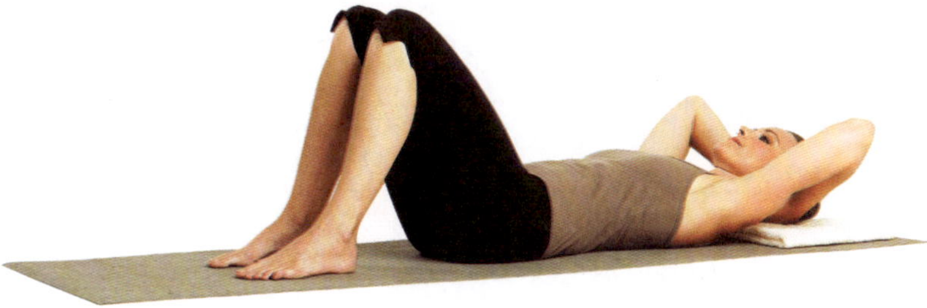

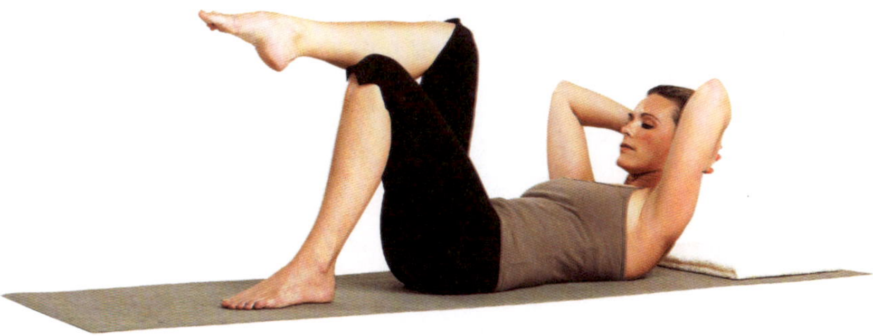

Enroulements du tronc *(niveau intermédiaire et avancé)*

Niveau intermédiaire

1. Suivez les indications 1 à 3, page ci-contre puis :

2. Expirez, remontez les muscles pelviens, creusez le bas-ventre et pliez l'autre genou.

3. Inspirez profondément et, si vous le pouvez, décollez un peu plus le dos du sol.

4. Expirez et, sans reposer le haut du corps au sol, reposez un pied sur le sol.

5. Inspirez et ramenez l'autre pied sur le sol.

Faites une série de trois répétitions en alternant les jambes avant de reposer sur le sol un pied puis l'autre et enfin le haut du buste.

Niveau avancé

6. Suivez les consignes 1 à 5 (page ci-contre et ci-dessus).

7. Expirez, remontez le plus possible les muscles du plancher pelvien, creusez le bas-ventre et baissez doucement un pied comme si vous vouliez tremper le bout de vos orteils dans de l'eau (les abdominaux sont fortement contractés).

8. Inspirez et ramenez le genou vers la poitrine.

9. Répétez le mouvement avec l'autre pied.

Faites une série de quatre répétitions en alternant la position des jambes avant de reposer doucement sur le sol un pied puis l'autre et enfin le haut du buste. Le mouvement est contrôlé du début à la fin.

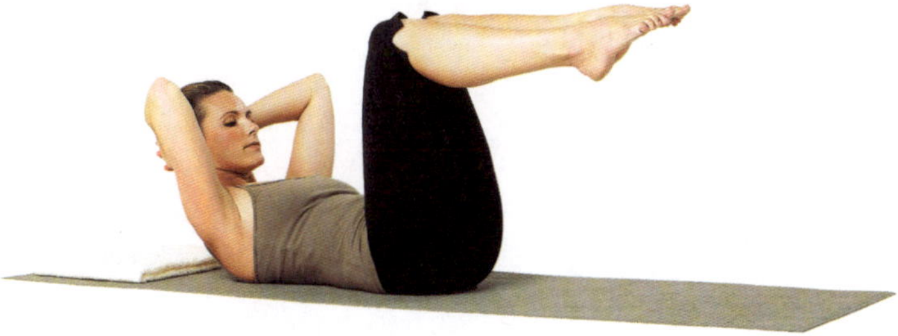

Niveau intermédiaire

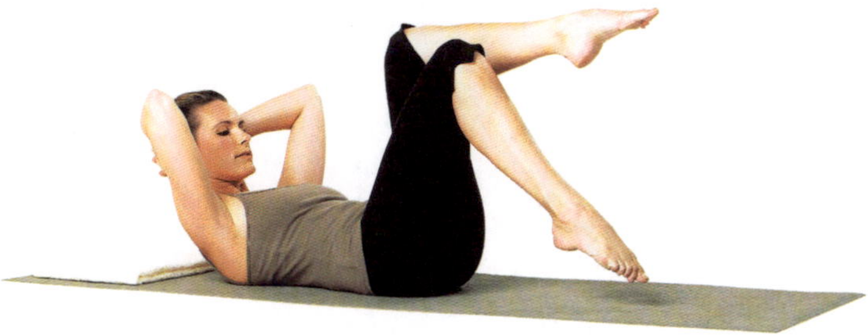

Niveau avancé

Enroulements croisés avec glissement de jambe *(pour tous)*

Cet exercice compte parmi mes favoris. J'aime la sensation procurée par l'enroulement du haut du corps et le glissement de la jambe. Lorsqu'on fait des enroulements croisés, l'erreur la plus fréquente est de ramener la hanche vers les épaules au lieu de solliciter les obliques pour approcher les épaules de la hanche. Dans la variante ci-dessous, la hanche reste au sol du fait du glissement de la jambe ce qui solutionne le problème.

↘ Objectif

D'une part, solliciter les obliques pour affiner la taille et, d'autre part, tonifier les abdominaux profonds.

↘ Position de départ

Vous êtes en position de relaxation. Croisez les mains derrière la tête sans créer de tension au niveau de la nuque. Les coudes sont dans votre champ de vision périphérique. Étirez la nuque et rentrez légèrement le menton. Les mains supportent tout le poids de la tête.

↘ Étape par étape

1. Inspirez profondément et ouvrez grand la cage thoracique.

2. Expirez, remontez doucement les muscles pelviens, creusez le bas-ventre et – sans relâcher – amenez l'épaule gauche vers la hanche droite tout en faisant glisser la jambe droite sur le sol. Visualisez le mouvement de la cage thoracique.

3. Inspirez profondément pour augmenter le volume à l'arrière de la cage thoracique.

4. Expirez et reposez le haut du buste sur le sol tout en ramenant la jambe à sa position initiale.

5. Refaites l'exercice en changeant de côté.

Faites une série de dix répétitions en changeant à chaque fois de côté.

↘ Variante

Essayez de faire glisser la jambe du côté de l'épaule qui se rapproche de la hanche et non la jambe opposée.

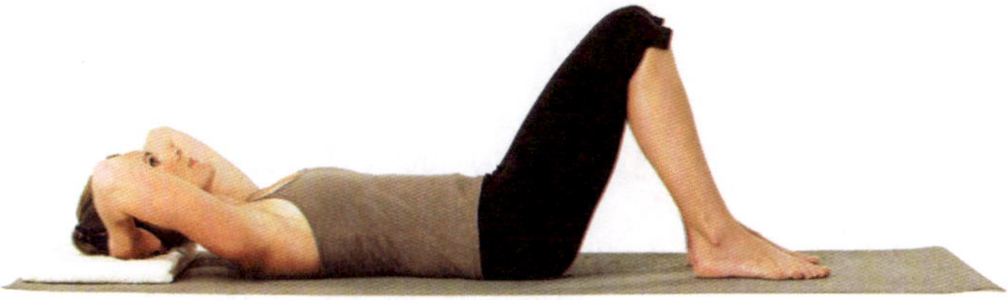

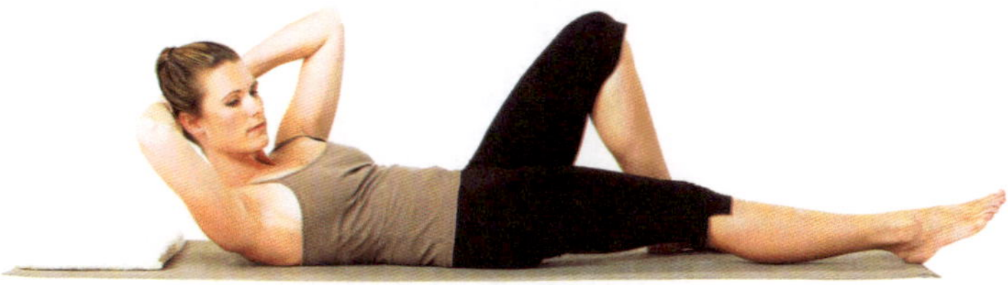

ATTENTION !

- Le devant de la hanche s'ouvre alors que votre jambe glisse sur le sol.
- Contractez les ischio-jambiers pour rapprocher la jambe de la fesse.
- Les clavicules sont ouvertes et éloignées l'une de l'autre.
- Ne vous avachissez pas mais essayez au contraire d'étirer votre taille.

Le hundred
(pour tous I et II)

Toutes les séances comprennent cet exercice. Joseph Pilates avait pour habitude de dire qu'il ne connaissait rien de mieux pour « donner un coup de fouet » aux systèmes cardiovasculaire, respiratoire et lymphatique. J'ai volontairement décomposé l'exercice en fonction des aptitudes de chacun.

➔ Pour tous (I)

Il s'agit d'inspirer puis d'expirer en comptant à chaque fois jusqu'à cinq. Si c'est trop difficile, inspirez en comptant jusqu'à trois puis expirez en comptant jusqu'à cinq ou six.

↘ Objectif

Apprendre à inspirer et expirer en comptant à chaque fois jusqu'à cinq. Oxygéner le sang.

↘ Position de départ

Vous êtes en position de relaxation, les mains posées sur le bas de la cage thoracique.

↘ Étape par étape

1. Inspirez en comptant jusqu'à cinq de manière à augmenter le volume de la cage thoracique à l'arrière et sur les côtés.

2. Expirez en comptant jusqu'à cinq, remontez les muscles pelviens et creusez le bas-ventre pour que la cage thoracique se ferme.

Faites une série de dix. Ne relâchez pas les muscles, ni sur les inspirations ni sur les expirations.

➔ Pour tous (II)

Ajoutez maintenant les battements de bras qui accéléreront votre rythme cardiaque, augmentant le volume de sang pompé.

↘ Objectif

Solliciter les muscles de la poitrine, des bras et des épaules.

↘ Position de départ

Vous êtes en position de relaxation, les bras le long du corps sur le tapis. Remontez les muscles pelviens et creusez le bas-ventre.

↘ Étape par étape

3. Inspirez, décollez les bras du sol (environ 15 cm) et faites des battements en comptant jusqu'à cinq.

4. Expirez et faites des battements de bras en comptant jusqu'à cinq. Faites une série de dix répétitions.

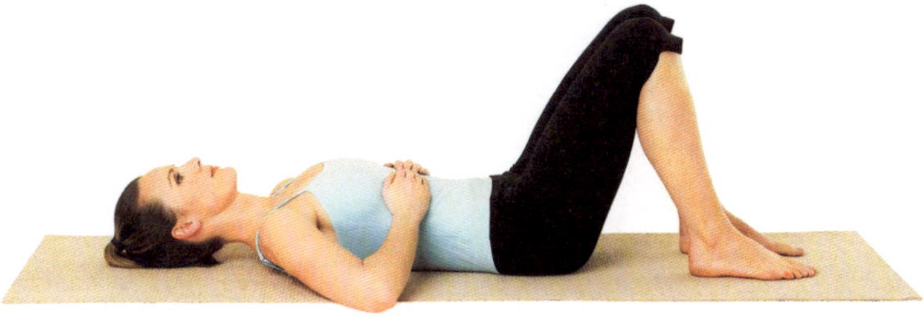

Hundred sans battements de bras (I)

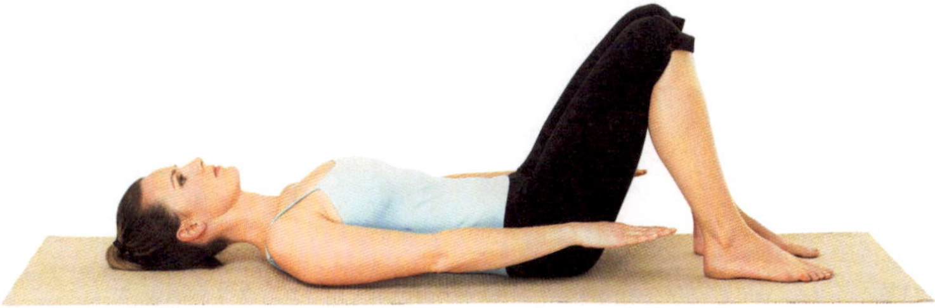

Hundred avec battements de bras (II)

ATTENTION !

• Les mouvements du bras partent de l'articulation de l'épaule. Le buste ne bouge pas.
• Les bras, les mains et les doigts sont tendus. Les aisselles sont légèrement creusées.
• Les clavicules sont éloignées l'une de l'autre.
• Les bras sont tendus mais souples. Les mains sont dans l'alignement des bras. Les bras, les poignets et les mains ne font qu'un et bougent en même temps.

Le hundred *(niveau intermédiaire I)*

Pour apprendre à enrouler le buste sans que les mains soutiennent la tête.

↘ Objectif

Comme pour l'exercice précédent, tonifier davantage encore les abdominaux.

↘ Position de départ

Vous êtes allongé en position de relaxation. Croisez les mains derrière la tête sans créer de tension.

↘ Étape par étape

1. Inspirez en comptant jusqu'à cinq.

2. Expirez, remontez les muscles pelviens, creusez le bas-ventre – et sans relâcher – rentrez légèrement le menton et enroulez lentement le buste en comptant jusqu'à cinq.

3. Inspirez et enlevez la main droite de derrière votre tête. Tendez le bras le long du corps à quelques centimètres du sol.

4. Expirez et faites de même avec le bras gauche.

5. Inspirez et ramenez la main droite derrière la tête.

6. Expirez et ramenez la main gauche derrière la tête.

7. Inspirez et revenez lentement à la position initiale. Faites l'exercice trois fois de suite en enlevant la main gauche en premier puis la main droite, etc.

ATTENTION !

- Gardez à l'esprit tout ce que vous avez appris dans les enroulements du tronc (p. 64).
- Lorsque le haut du buste est relevé, regardez le bas de votre abdomen.
- Le bassin est en position neutre, le coccyx est collé au tapis.
- Inspirez. L'air pénètre à l'arrière de la cage thoracique.

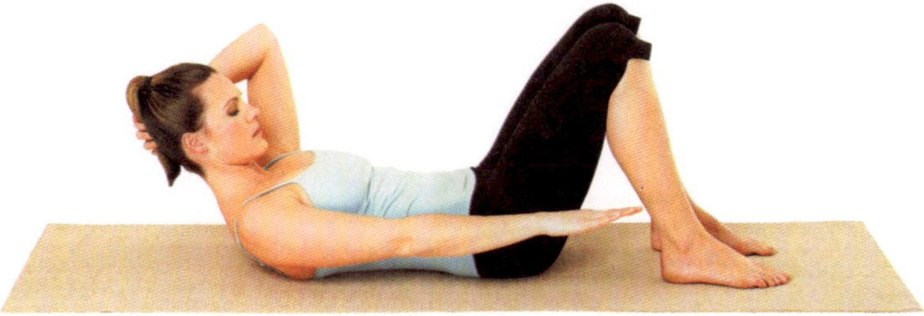

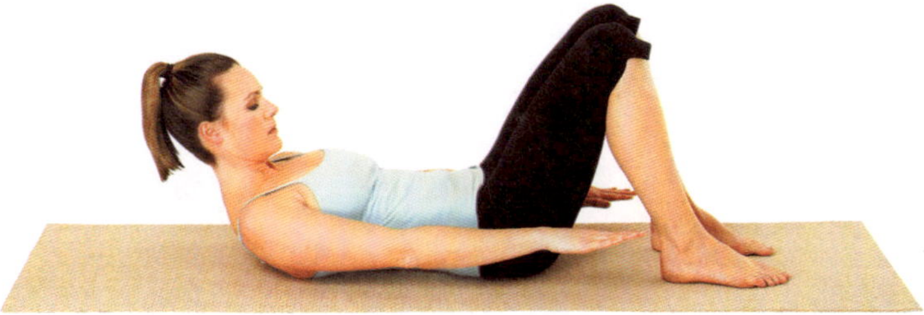

Le hundred
(niveau intermédiaire II)

↘ Position de départ

Vous êtes allongé en position de relaxation. Expirez, remontez les muscles pelviens, creusez le bas-ventre et pliez les genoux l'un après l'autre. Les orteils sont tendus mais souples. Le bassin est en position neutre. Le dos est collé au tapis. Rapprochez un peu plus les genoux de votre poitrine si la position vous est plus confortable.

↘ Étape par étape

1. Inspirez et étirez la colonne vertébrale.

2. Expirez et, sans relâcher ni les muscles pelviens ni les abdominaux, rentrez légèrement le menton et décollez la tête et les épaules du tapis.

3. Inspirez et tendez les bras le long du corps à quelques centimètres du sol.

4. Expirez en comptant jusqu'à cinq, en faisant cinq battements de bras. Inspirez et faites cinq autres battements. Faites cent battements de bras au rythme de cinq battements sur une inspiration et de cinq battements sur une expiration. Une fois les cent battements effectués, ramenez lentement une jambe sur le sol puis l'autre et – sans relâcher ni les muscles pelviens ni les abdominaux – revenez à la position initiale.

ATTENTION !

- Ne cambrez pas le bas du dos.
- Gardez les yeux fixés sur le bas de votre ventre.
- Lorsque vous inspirez, augmentez le volume à l'arrière de la cage thoracique afin que l'enroulement soit plus facile.
- Ouvrez légèrement les genoux, mais imaginez que les adducteurs sont des aimants attirés l'un vers l'autre. Gardez les pieds joints.

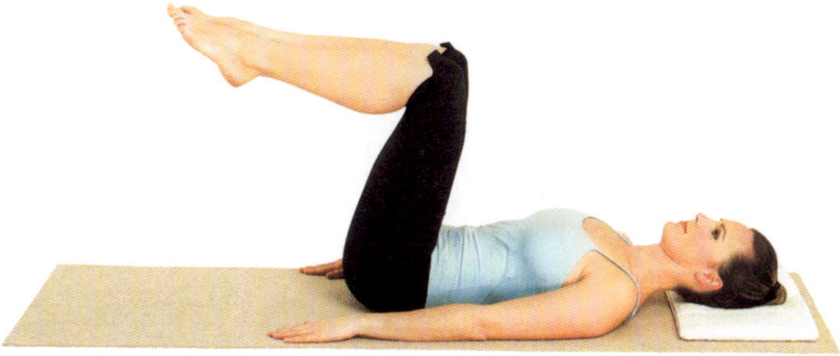

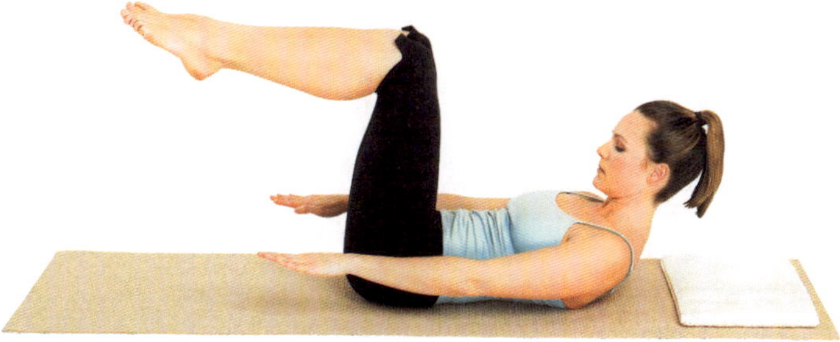

Le hundred *(niveau avancé)*

Dans cette dernière variante, les deux jambes sont tendues, ce qui nécessite une ceinture abdominale et des muscles ischio-jambiers très toniques. Les exercices p. 120 vous aideront à maîtriser cette variante.

↘ Objectif

Solliciter toutes les parties du corps !

↘ Position de départ

Vous êtes allongé en position de relaxation. Expirez, remontez les muscles pelviens, creusez le bas-ventre et pliez les genoux l'un après l'autre. Les orteils sont tendus mais souples. Le bassin est en position neutre. Le dos est collé au tapis. Rapprochez un peu plus les genoux de votre poitrine si la position vous est plus confortable.

↘ Étape par étape

1. Expirez et, sans relâcher ni les muscles pelviens ni les abdominaux, rentrez légèrement le menton et décollez la tête et les épaules du tapis.

2. Tendez lentement les jambes vers le plafond jusqu'à ce qu'elles forment un angle d'environ 80° avec le tapis. Les adducteurs sont collés l'un à l'autre et les jambes sont parallèles. Le dos n'est pas cambré.

3. Inspirez et tendez les bras le long du corps à quelques centimètres du sol.

4. Expirez en comptant jusqu'à cinq, en faisant cinq battements de bras. Inspirez et faites cinq autres battements. Faites cent battements de bras au rythme de cinq battements sur une inspiration et de cinq battements sur une expiration. Une fois les cent battements effectués, ramenez lentement une jambe sur le sol puis l'autre et – sans relâcher ni les muscles pelviens ni les abdominaux – revenez à la position initiale.

5. Après avoir réalisé cent battements de bras fléchissez les genoux et posez un pied puis l'autre sur le tapis, sans relâcher ni les muscles pelviens ni les abdominaux.

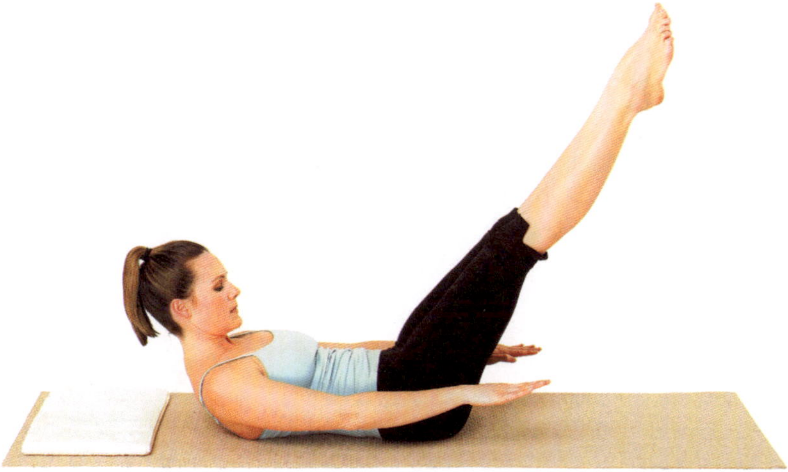

ATTENTION !

- Le dos est collé au sol. Si nécessaire, levez un peu plus les jambes (90°) ou fléchissez légèrement les genoux.
- Gardez à l'esprit l'image de la fermeture Éclair (p. 32).

Étirements de la jambe *(pour tous !)*

La maîtrise de cet exercice nécessite une ceinture abdominale très tonique et une excellente coordination des mouvements.

↘ Objectif

Tonifier les abdominaux, tendre et étirer les jambes et favoriser la coordination des mouvements.

↘ Étape préparatoire

Familiarisez-vous avec le mouvement des bras. En effet, des bras mal positionnés entravent l'ouverture du buste et favorisent un mouvement des genoux non pas vers les épaules mais vers les hanches d'où une « ouverture » des hanches.

↘ Position de départ

Vous êtes assis sur un tapis, le dos droit et les genoux fléchis. Posez la main gauche sur le genou droit puis la main droite le plus bas possible sur le tibia droit en gardant le buste ouvert et le bassin immobile.

↘ Étape par étape

1. Inspirez profondément et ouvrez grand la cage thoracique.

2. Expirez, remontez les muscles pelviens, creusez le bas-ventre et – sans relâcher – faites glisser la jambe gauche sur le sol. La colonne vertébrale et le bassin ne bougent pas.

3. Inspirez et ramenez la jambe à sa position initiale tout en posant la main droite sur le genou gauche et la main gauche le plus bas possible sur le tibia gauche.

4. Expirez et allongez la jambe droite sur le sol.

5. Inspirez et ramenez la jambe à la position initiale tout en alternant la position des mains.

6. Expirez et faites glisser la jambe gauche sur le sol et ainsi de suite. Répétez l'exercice jusqu'à ce que le mouvement des bras soit coordonné avec la respiration et le mouvement des jambes.

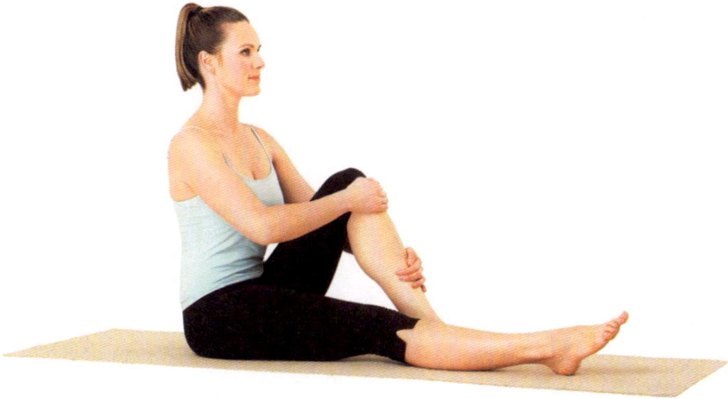

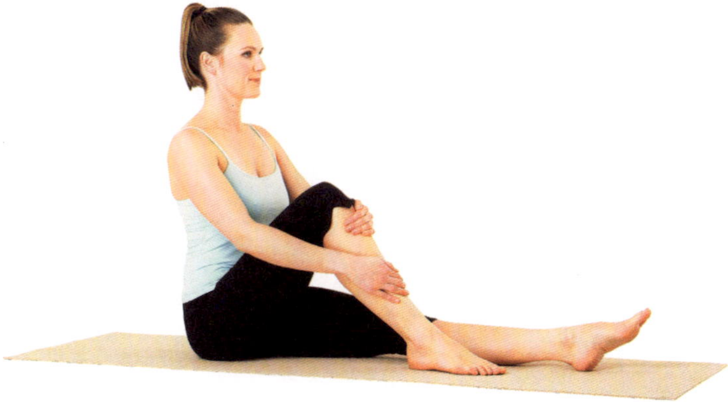

ATTENTION !

- Gardez le haut du corps ouvert. Les coudes ne sont pas bloqués, les muscles du cou et des épaules sont relâchés.
- Les épaules ne sont pas collées aux oreilles. Les bras dessinent un « C ». Le haut du corps ne penche pas vers l'avant.
- Pensez à lever le tibia et à pointer les genoux vers le haut.

Étirements de la jambe *(pour tous II)*

↘ Position de départ

Vous êtes allongé en position de relaxation, remontez les muscles pelviens et creusez le bas-ventre. Pliez un genou puis l'autre. Les abdominaux sont contractés et le bassin est en position neutre. Posez la main gauche sur le genou droit (de l'intérieur vers l'extérieur). Posez la main droite sur le tibia droit (voir illustration ci-contre). La taille est étirée. Essayez de garder les tibias et les pieds parallèles au sol.

↘ Étape par étape

1. Inspirez profondément.

2. Expirez, remontez les muscles pelviens, creusez le bas-ventre et tendez la jambe gauche à la verticale dans l'alignement de la hanche pour former un angle de 80 à 90° avec le sol. La jambe est tendue mais souple.

3. Inspirez et tirez la jambe gauche vers l'épaule. Saisissez le tibia gauche avec la main gauche et posez la main droite sur le genou gauche.

4. Expirez et éloignez la jambe gauche de votre corps afin qu'elle reste dans l'axe de l'articulation de la hanche. Le buste ne bouge pas. Répétez l'exercice de dix à vingt fois en alternant la position des jambes. Ramenez les jambes sur le sol l'une après l'autre sans relâcher ni les muscles pelviens ni les abdominaux.

ATTENTION !

- Le dos est collé au sol, le bassin est en position neutre et le sacrum est centré. Si nécessaire, levez la jambe plus haut.
- Le mouvement des jambes est lent et contrôlé. Les jambes restent dans l'axe des hanches.
- Les orteils sont tendus mais souples. La taille est étirée.
- Les muscles pelviens et les abdominaux sont contractés. Ce sont eux qui contrôlent le mouvement et empêchent le corps de se cambrer.

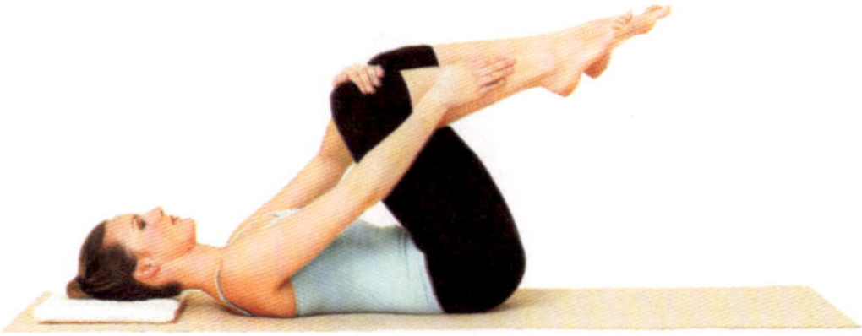

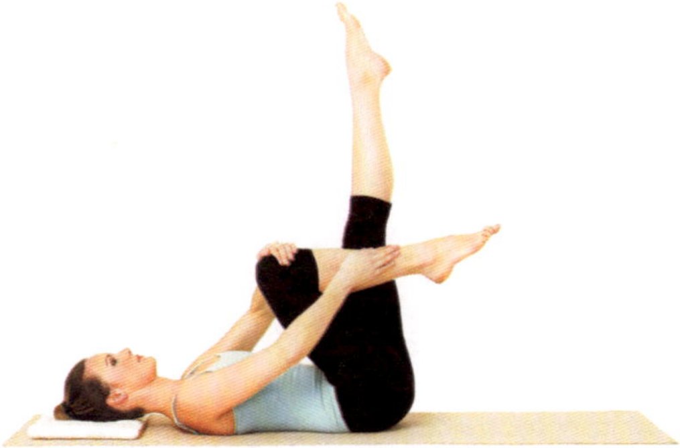

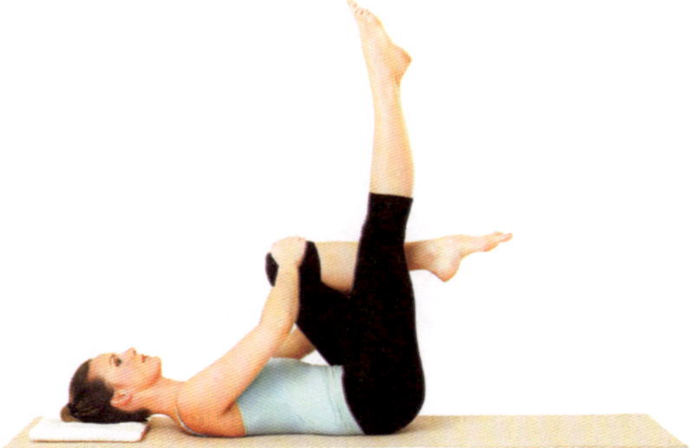

Étirements de la jambe *(niveau intermédiaire)*

Niveau intermédiaire

Le fait de rentrer le mention pour enrouler le buste sollicite plus fortement la ceinture abdominale et nécessite une coordination parfaite des mouvements.

Position de départ

Vous êtes allongé en position de relaxation, remontez les muscles pelviens et creusez le bas-ventre. Pliez un genou puis l'autre. Les abdominaux sont contractés et le bassin est en position neutre. Posez la main gauche sur le genou droit (de l'intérieur vers l'extérieur). Posez la main droite sur le tibia droit. La taille est étirée. Essayez de garder les tibias et les pieds parallèles au sol.

Étape par étape

1. Inspirez profondément et ouvrez grand la cage thoracique.

2. Expirez, remontez les muscles pelviens et creusez le bas-ventre, rentrez légèrement le menton et enroulez le buste. Les mains sont posées sur la jambe gauche.

3. Inspirez profondément pour que l'air pénètre à l'arrière de la cage thoracique. L'enroulement du buste est plus prononcé mais le bassin reste en position neutre.

4. Expirez et tendez la jambe gauche en veillant à ce qu'elle reste dans l'axe de la hanche et forme un angle de 70 à 90° avec le tapis. Les jambes sont parallèles, les orteils tendus mais souples.

5. Inspirez et ramenez la jambe gauche vers la poitrine. Posez la main gauche sur le tibia gauche et la main droite sur le genou gauche.

6. Expirez et tendez la jambe gauche en veillant à ce qu'elle reste dans l'axe de l'articulation de la hanche.

Répétez le mouvement entre dix et vingt fois en alternant la position des jambes avant d'abaisser le buste et de poser les pieds l'un après l'autre sur le sol. Les muscles pelviens et les abdominaux restent contractés jusqu'à la fin de l'exercice.

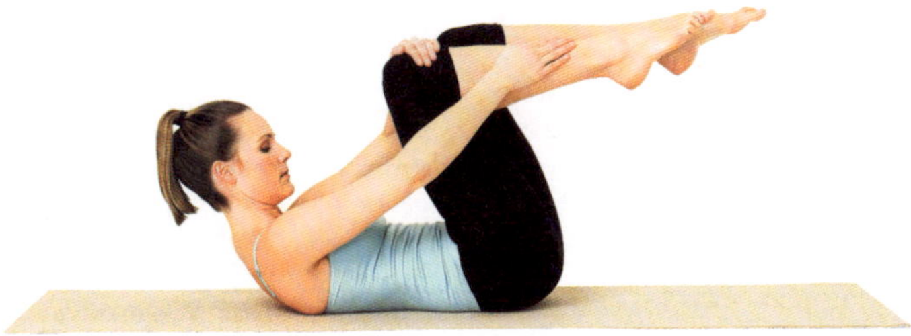

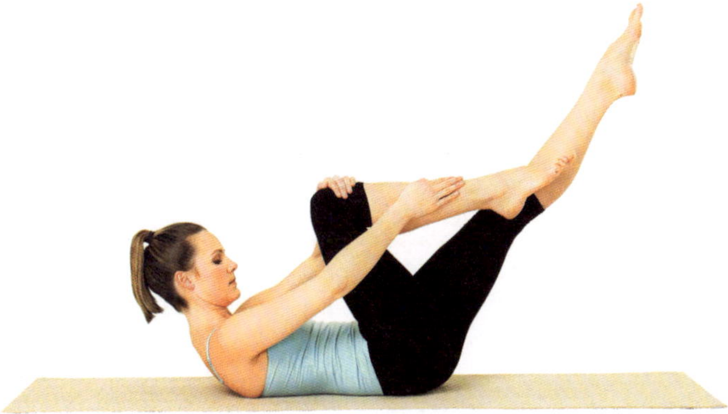

ATTENTION !

- Gardez les yeux fixés sur le bas du ventre afin que la nuque reste étirée pendant toute la durée de l'exercice.
- Inspirez profondément pour favoriser la pénétration de l'air à l'arrière de la cage thoracique et faciliter l'enroulement.
- Les mains guident le mouvement des jambes mais ne les tirent pas.
- Tendez la jambe en la rapprochant le plus possible du sol. Le bassin reste en position neutre, le coccyx est étiré et le dos est collé au sol.

Ciseaux *(niveau intermédiaire)*

Cette séquence de niveau intermédiaire est excellente pour tonifier les abdominaux et les muscles des jambes tout en s'amusant.

↘ Objectif

Renforcer la ceinture abdominale, assouplir les muscles ischio-jambiers et favoriser une meilleure coordination des mouvements.

↘ Position de départ

Vous êtes allongé en position de relaxation. Expirez, pliez un genou puis l'autre en remontant les muscles pelviens et en creusant le bas-ventre. Croisez les mains derrière la cuisse droite. La poitrine est ouverte et les coudes ne sont pas bloqués.

↘ Étape par étape

1. Inspirez profondément et ouvrez grand la cage thoracique.

2. Expirez et, sans relâcher ni les muscles pelviens ni les abdominaux, rentrez le menton puis décollez la tête et les épaules du tapis.

3. Inspirez et tendez les deux jambes vers le plafond (vous ne devez ressentir ni gêne ni douleur). Remontez la main droite le plus haut possible le long de la jambe droite. Le haut du corps reste ouvert.

4. Sur l'expiration, abaissez la jambe gauche, sans toutefois la poser sur le sol.

5. Inspirez et levez la jambe le plus haut possible.

6. Expirez et répétez l'exercice en remontant la main gauche le plus haut possible le long de la jambe gauche et en abaissant la jambe droite. Répétez seize fois l'exercice en changeant de jambe à chaque fois.

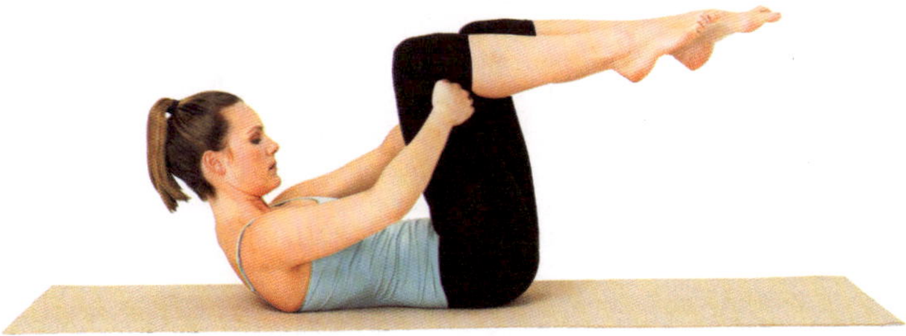

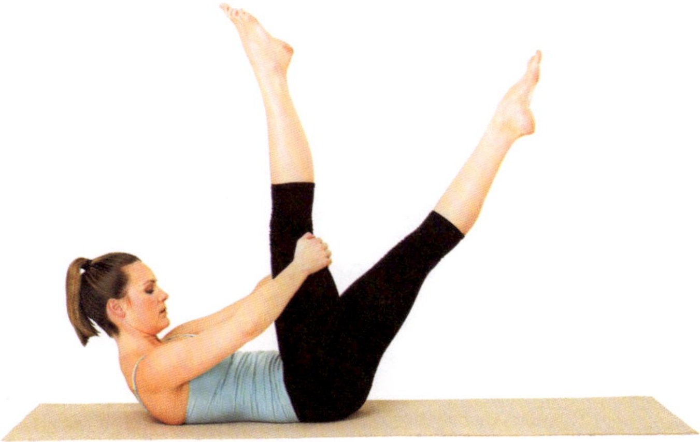

Ciseaux *(niveau avancé)*

Une fois que vous maîtriserez l'exercice précédent, passez au niveau de difficulté supérieur.

↘ Étape par étape

Suivez les instructions de la page précédente mais, au lieu que le mouvement soit lent et guidé par les mains, les jambes font un mouvement de ciseaux.

1. Lorsque vous « attrapez » une jambe sur une expiration, tirez-la vers vous une première fois, puis une seconde.

2. Inspirez et baissez la jambe ; simultanément levez l'autre jambe.

3. Expirez et tirez la jambe vers vous une première fois puis une seconde, puis baissez-la en levant l'autre jambe et ainsi de suite. Répétez l'exercice dix fois en alternant la position des jambes.

ATTENTION !

- Lorsque vous enroulez le buste, gardez à l'esprit les mises en garde concernant les enroulements du tronc (p. 64).
- Inspirez en favorisant la pénétration de l'air à l'arrière de la cage thoracique afin de maintenir plus facilement la posture.
- Baissez la jambe en contractant les muscles ischio-jambiers.
- Ne tirez pas sur la jambe. Les bras sont là uniquement pour la guide et la soutenir.
- Étirez le plus possible la jambe vers le sol, y compris les orteils. Si c'est plus facile, fléchissez légèrement la jambe à la verticale.
- Le bas du dos est collé au tapis.

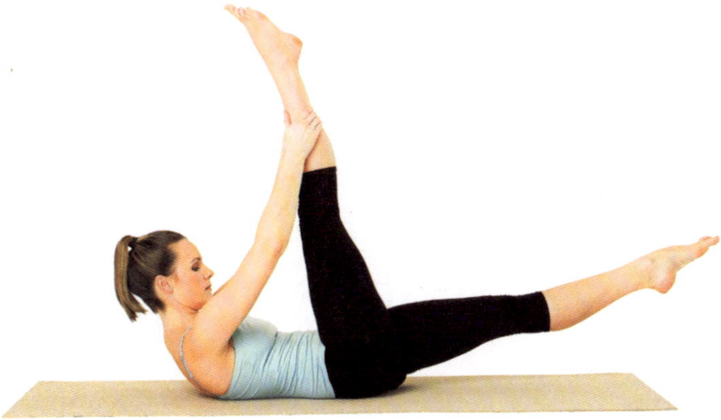

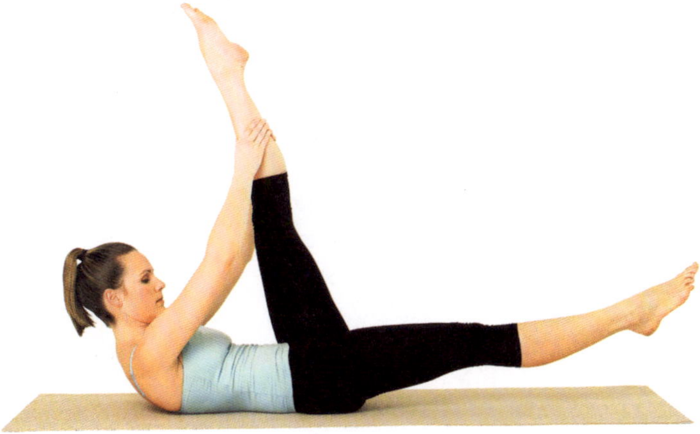

Rotations des hanches *(pour tous)*

Cet exercice permet de comprendre combien le contrôle du mouvement est important. S'il est exécuté lentement et parfaitement contrôlé, la taille s'affine.

↘ Objectif

Affiner la taille et tonifier les muscles de la poitrine.

↘ Matériel

Une fois que vous maîtrisez l'exercice, exécutez-le avec un haltère d'environ 2,5 kg dans chaque main (facultatif).

↘ Position de départ

Vous êtes allongé en position de relaxation, genoux et pieds joints. Contractez doucement les adducteurs. Relâchez-les uniquement à la fin de l'exercice. Levez les bras à la verticale. Les coudes sont ouverts, de même que les clavicules et les omoplates.

↘ Étape par étape

1. Inspirez profondément pour vous préparer.

2. Expirez, remontez les muscles pelviens, creusez le bas-ventre et basculez lentement les genoux sur la droite tout en abaissant le bras gauche sur le sol, perpendiculairement au corps. La tête suit le mouvement du bras. Le pied droit reste en contact avec le sol. Cessez le mouvement dès que vous sentez une gêne ou une douleur. Les côtes ne doivent pas s'aplatir au sol.

3. Inspirez profondément, puis expirez en contractant les abdominaux pour ramener les jambes au centre. Simultanément, ramenez le bras gauche et la tête à leur position initiale. Faites l'exercice seize fois en changeant à chaque fois de côté.

ATTENTION !

- Le bord intérieur du pied gauche est collé au bord intérieur du pied droit. Les cuisses sont jointes, de même que les genoux.
- Baissez le bras en gardant sa courbure naturelle. Il bouge d'un seul bloc à partir de l'articulation de l'épaule. Le coude n'est pas bloqué.

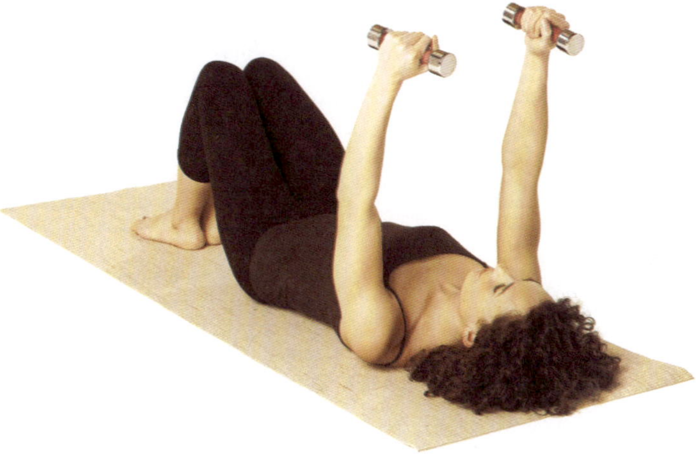

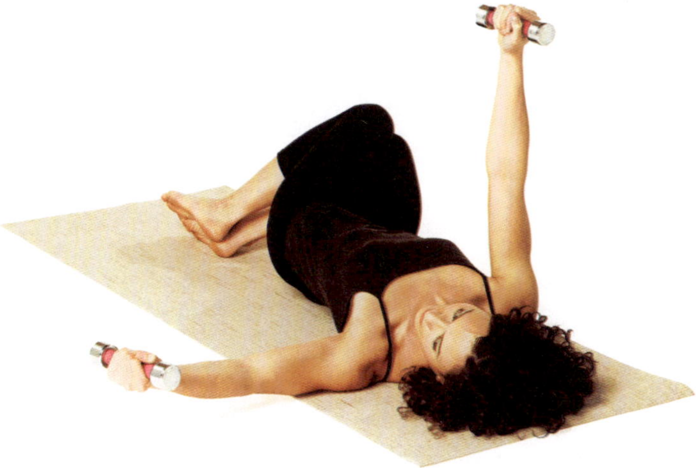

Cercles avec la jambe *(pour tous)*

Les mouvements de cet exercice sont tellement précis que vous ne pouvez que solliciter les muscles visés, à savoir les fessiers.

↘ Objectif

Tonifier les fessiers et assouplir les muscles fléchisseurs des hanches.

↘ Position de départ

Vous êtes allongé sur le ventre, le corps parfaitement aligné, les pieds à l'écartement des hanches, les orteils pointent vers l'extérieur. Le front est en appui sur les mains.

↘ Étape par étape

1. Inspirez profondément pour vous préparer.

2. Expirez, remontez les muscles pelviens, creusez le bas-ventre et – sans relâcher – tendez une jambe et décollez-la du sol de quelques centimètres. Les orteils pointent toujours vers l'extérieur. Le bassin ne bouge pas.

3. Inspirez et dessinez avec la jambe cinq petits cercles dans le sens inverse des aiguilles d'une montre. Le mouvement part de l'articulation de la hanche.

4. Expirez et dessinez cinq petits cercles dans le sens inverse. Tendez la jambe puis reposez-la sur le sol. Répétez l'exercice avec l'autre jambe.

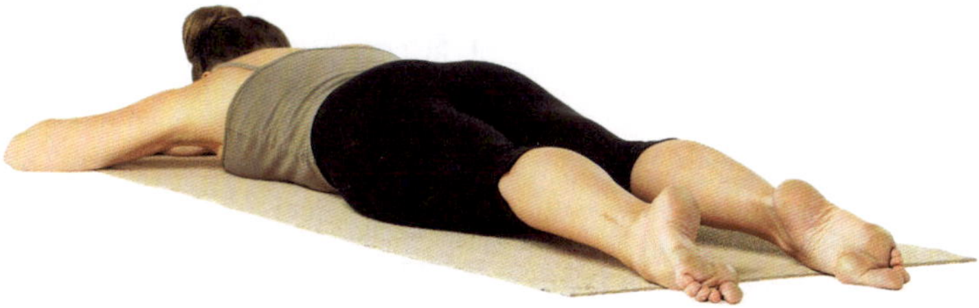

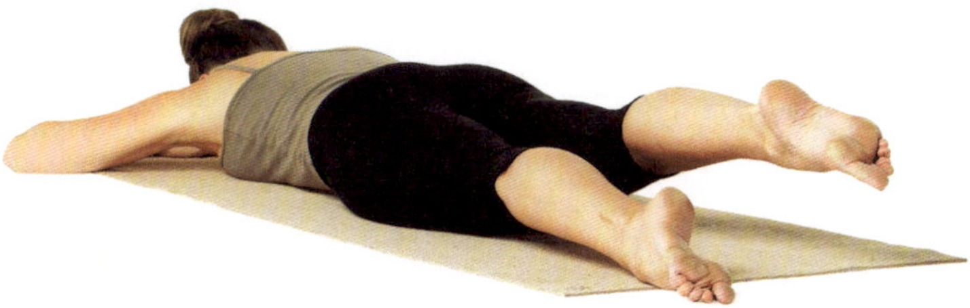

ATTENTION !

• Pour ouvrir la jambe vers l'extérieur à partir de l'articulation de la hanche, sollicitez les mêmes muscles que pour l'exercice de l'huître (p. 106). Le fémur descend et s'éloigne de l'articulation de la hanche.
• Le haut du buste est ouvert et décontracté, les genoux ne sont pas bloqués.
• Contractez les abdominaux inférieurs afin de soutenir votre dos. Le corps est étiré du sommet de la tête au coccyx. Le bas du dos n'est pas cambré (si nécessaire, glissez une serviette pliée sous votre ventre).
• Pour vérifier que le bassin est immobile et ne subit aucune pression, glissez le bout de vos doigts sous les os pelviens.

Enroulements dorsaux *(niveau intermédiaire)*

Cet exercice sollicite fortement les abdominaux. À éviter si vous avez des problèmes de dos.

↘ Objectif

Tonifier les abdominaux profonds et les fessiers. Assouplir la colonne vertébrale.

↘ Matériel

Une écharpe extensible ou une bande en latex et un oreiller (facultatif).

↘ Position de départ

Vous êtes assis sur un tapis, bien en appui sur les ischions et le dos droit. Les genoux fléchis se touchent ou sont à l'écartement des hanches. Les pieds sont en flexion. Seuls les talons touchent le tapis. Glissez l'écharpe ou la bande en latex derrière la plante de vos pieds et prenez une extrémité dans chaque main. Les pouces sont tournés vers le plafond. Les coudes sont près du corps et légèrement fléchis.

↘ Étape par étape

1. En inspirant profondément, ouvrez grand la cage thoracique. Grandissez-vous le plus possible.

2. Expirez, remontez les muscles pelviens, creusez le bas-ventre et contractez les fessiers en inclinant progressivement le bassin vers l'arrière. Le coccyx pointe vers les talons. Lentement, déroulez le dos vertèbre après vertèbre, jusqu'à ce que la moitié du dos soit collée au tapis. Arrêtez-vous dès que vous sentez une gêne ou une douleur ou que vous n'arrivez plus à contrôler le mouvement.

3. Inspirez profondément pour faire pénétrer l'air à l'arrière de la cage thoracique. La colonne vertébrale dessine un « C ». Rapprochez le plus possible les abdominaux de la colonne vertébrale.

4. Expirez et revenez doucement à la position initiale. La colonne vertébrale dessine toujours un « C ». Le mouvement est guidé par le haut de la tête.

5. Aussitôt que les épaules sont au-dessus des hanches, inspirez et redressez la colonne vertébrale. Le corps est en appui sur les ischions. Le dos est droit. Faites une série de huit répétitions.

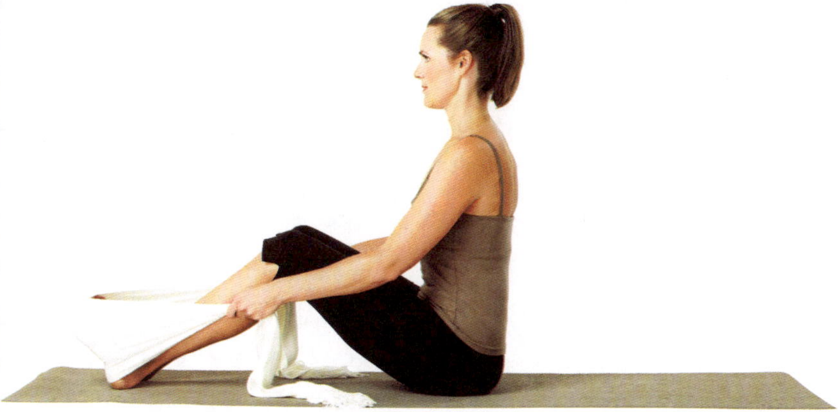

ATTENTION

Utilisez de préférence une bande en latex pour contrôler le mouvement du dos. Si vous optez pour une écharpe, choisissez-en une tricotée en mailles lâches et ne tirez pas trop sur les extrémités afin de ne pas la bloquer. Le but est d'enrouler le dos, vertèbre après vertèbre, ce qui implique de remonter au maximum les muscles pelviens et de contracter fortement les abdominaux profonds. La colonne vertébrale dessine un « C ». Veillez à ce qu'elle soit étirée.

Enroulements dorsaux *(niveau avancé)*

Lorsque vous maîtriserez l'exercice précédent, passez au niveau de difficulté supérieure.

↘ Position de départ

Vous êtes assis sur un tapis, bien en appui sur les ischions et le dos droit. Les genoux fléchis se touchent ou sont à l'écartement des hanches. Les pieds sont en flexion. Seuls les talons touchent le tapis. Glissez l'écharpe ou la bande en latex derrière la plante de vos pieds et prenez une extrémité dans chaque main. Les pouces sont tournés vers le plafond. Les coudes sont près du corps et légèrement fléchis.

↘ Étape par étape

1. Inspirez profondément et ouvrez grand la cage thoracique. Grandissez-vous le plus possible.

2. Expirez, remontez les muscles pelviens, creusez le bas-ventre et contractez les fessiers en inclinant progressivement le bassin vers l'arrière. Le coccyx pointe vers les talons. Lentement, déroulez le dos vertèbre après vertèbre, jusqu'à ce que vous soyez totalement allongé sur le tapis.

3. Ensuite, utilisez l'écharpe pour vous redresser. Vos jambes se tendent légèrement. Expirez, puis rentrez le menton et redressez-vous en veillant à ce que la colonne vertébrale dessine toujours un « C ». Ce ne sont pas les bras qui travaillent mais les abdominaux.

4. Aussitôt que les épaules sont au-dessus des hanches, inspirez et redressez la colonne vertébrale. Le corps est en appui sur les ischions. Le dos est droit. Faites en tout six répétitions en vous assurant que les talons restent collés au sol du début à la fin de l'exercice.

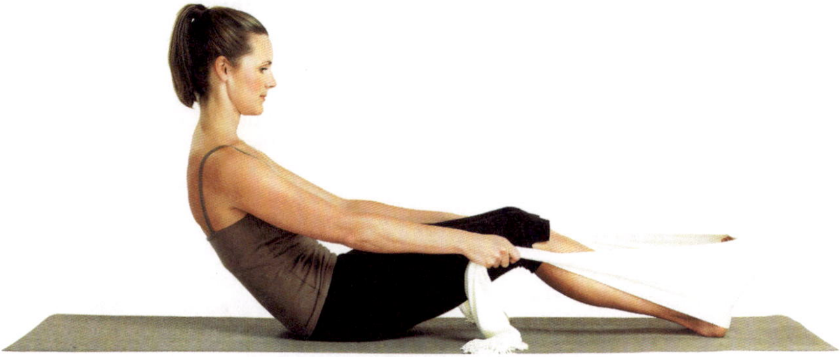

ATTENTION !

- Remontez le plus possible les muscles pelviens et contractez à fond les abdominaux pour contrôler le mouvement.
- La colonne vertébrale dessine un « C » tout en étant étirée.
- La poitrine est détendue et ouverte. Éloignez les clavicules l'une de l'autre. Les épaules ne sont pas collées aux oreilles.
- Les fessiers sont contractés et favorisent l'enroulement du bassin.
- Si vous avez glissé un coussin entre vos genoux, serrez-le. Si vous n'utilisez pas de coussin, imaginez que vos adducteurs sont attirés l'un vers l'autre tels des aimants.
- Tenez fermement l'écharpe sans toutefois créer de tension.

La table
(pour tous !)

Ce mouvement, qui apprend à contrôler son corps et à travailler contre la pesanteur, est une des meilleures solutions les plus probantes pour faire des exercices de résistance sans poids ni haltères.

↘ Objectif

Tonifier les muscles du centre d'énergie, le haut du corps, notamment les poignets et les bras mais aussi les muscles fessiers.

↘ Position de départ

Vous êtes à quatre pattes, les bras dans l'alignement des épaules, les genoux dans l'alignement des hanches et les pieds dans l'alignement des genoux. Regardez le sol afin que la nuque reste étirée. Imaginez que le sol s'enfonce doucement sous vos mains.

↘ Étape par étape

1. Inspirez profondément et ouvrez grand la cage thoracique. Étirez votre colonne vertébrale de la tête au coccyx.

2. Expirez, remontez les muscles pelviens, creusez le bas-ventre et tendez une jambe en veillant à ce qu'elle reste dans l'axe de la hanche. Le pied est en contact avec le sol. Le buste doit rester stable et centré.

3. Inspirez et ramenez la jambe à sa position initiale. Faites une série de cinq puis recommencez avec l'autre jambe. Le bassin est stable et centré du début à la fin de l'exercice.

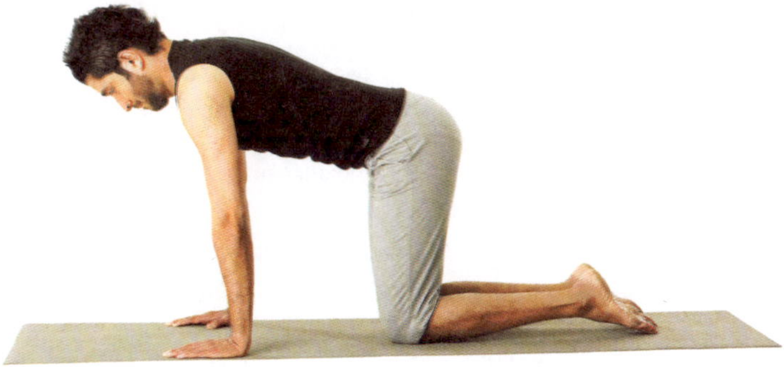

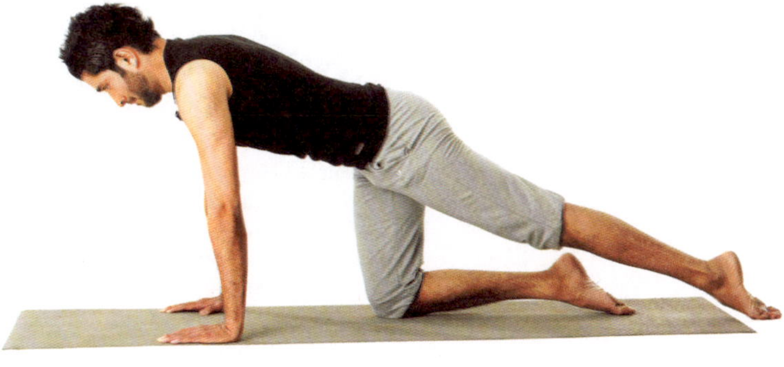

La table
(pour tous II et III)

Pour tous (II)

Position de départ

Reprenez la position de départ indiquée en 1re partie (p. 96).

Étape par étape

1. Inspirez profondément et ouvrez grand la cage thoracique. Étirez votre colonne vertébrale de la tête au coccyx.

2. Expirez, remontez les muscles pelviens, creusez le bas-ventre et tendez une jambe tout en avançant la main opposée. Le bras reste dans l'axe de l'épaule. La main et le pied restent en contact avec le sol.

3. Inspirez et revenez à la position initiale. Refaites l'exercice cinq fois, puis recommencez avec l'autre bras et l'autre jambe (une série de dix au total).

Pour tous (III)

Position de départ

Reprenez la position de départ indiquée en 1re partie (p. 96).

Étape par étape

Suivez les instructions des points 1 et 2 ci-contre.

3. Expirez, tendez et levez le bras et la jambe opposés en veillant à ce qu'ils ne soient pas plus hauts que le corps. La jambe est dans l'axe de la hanche et le bras dans l'axe des épaules. Le bassin est parallèle au sol. Pensez à bien étirer la nuque (ne regardez pas devant vous mais fixez un point sur le tapis de sol).

4. Inspirez en posant la main et le pied sur le sol puis expirez en revenant à la position initiale. La contraction des muscles pelviens et des abdominaux permet de garder le buste immbile.

Répétez l'exercice cinq fois de suite en alternant la position des mains et des jambes. L'erreur la plus courante consiste à lever la jambe trop haut, si bien que le bassin et la colonne vertébrale ne sont plus en position neutre. Veillez à ce que les mouvements soient lents et parfaitement contrôlés.

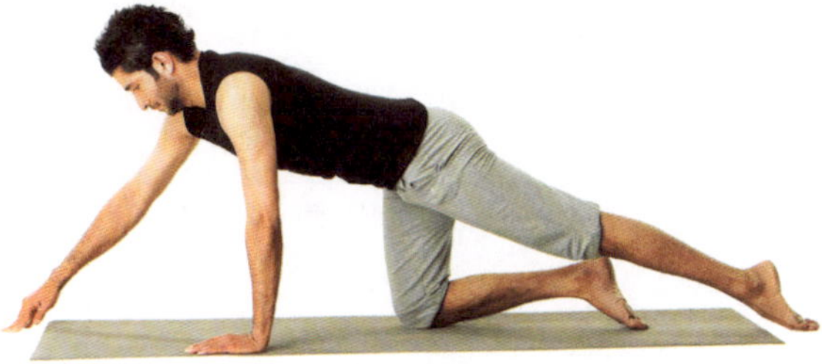

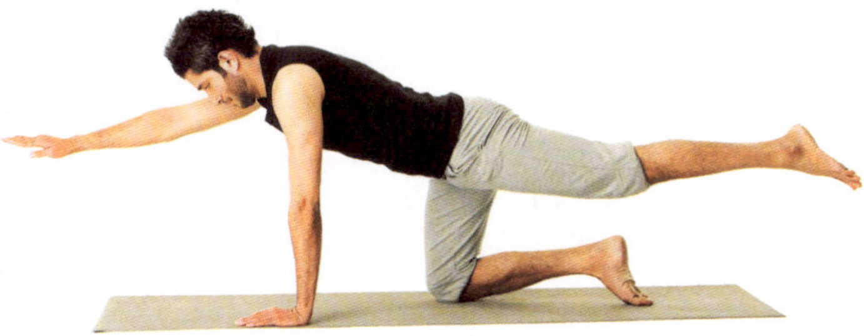

ATTENTION !

• Même si vous transférez le poids de votre corps sur la jambe en appui sur le sol, faites en sorte qu'il soit également réparti sur les deux mains.
• Le poids repose sur toute la surface des mains, pas seulement sur le talon.
• Pensez au « facteur X » (voir p. 50).
• Les épaules ne sont pas collées aux oreilles ; les bras sont tendus mais les coudes ne doivent pas être bloqués.

Pompes en position latérale *(niveau intermédiaire)*

Un exercice parfait pour remodeler les bras ! Pas besoin de poids ni d'haltère pour cet exercice. En effet, le poids du corps lutte contre la pesanteur. À éviter si vous avez mal au cou ou aux épaules.

↘ Objectif

Solliciter les muscles des bras, les pectoraux et les muscles stabilisateurs des épaules.

↘ Position de départ

Vous êtes allongé sur le côté droit, les jambes légèrement fléchies, les pieds dans l'axe du corps. Posez la main gauche à plat sur le sol devant vous, à hauteur de la poitrine (en fonction de la longueur de votre torse, décalez la main vers le haut ou le bas afin d'avoir assez de force pour pousser). Posez la main droite sur l'épaule gauche.

↘ Étape par étape

1. Inspirez pour vous préparer. Étirez votre corps et essayez de prendre conscience des muscles sous les omoplates qui enveloppent la cage thoracique sous l'aisselle.

2. Expirez, remontez les muscles pelviens, creusez le bas-ventre et poussez sur la main gauche. Le bras se tend et le haut du corps se soulève. Naturellement, vous effectuez une torsion – concentrez-vous afin de contrôler le mouvement.

3. Inspirez et maintenez la position.

4. Expirez et sans relâcher ni les muscles pelviens ni les abdominaux, ramenez tout doucement l'épaule droite sur le sol.

Faites une série de huit puis recommencez sur le côté gauche.

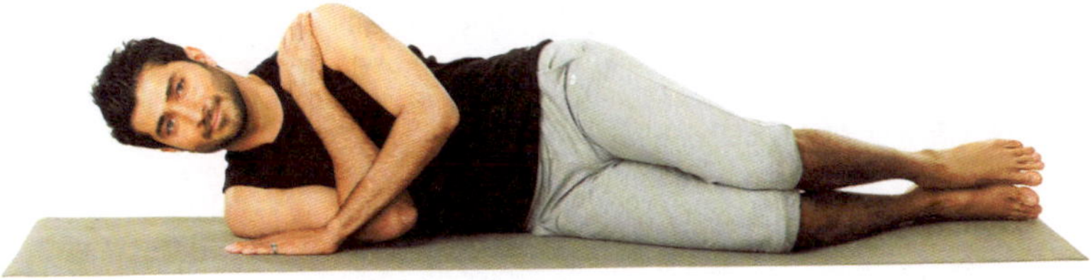

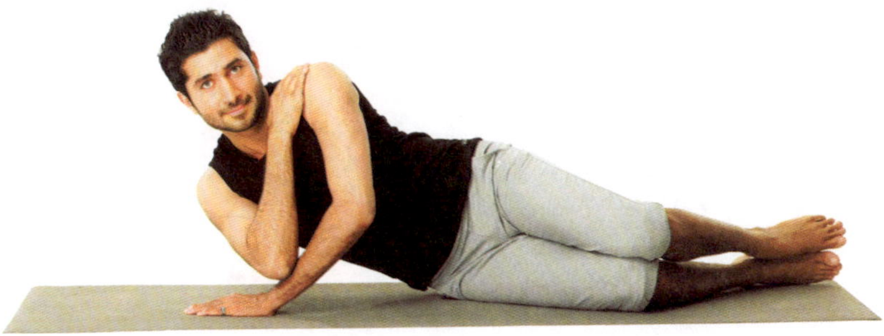

ATTENTION !

- Plus vous revenez lentement vers le sol, plus vos muscles travaillent.
- Ne sollicitez pas trop les muscles de la nuque. Ce sont les muscles des bras, les pectoraux et les muscles stabilisateurs profonds des épaules qui travaillent.

Traction arrière de la jambe *(niveau intermédiaire)*

Cet exercice exige des muscles du haut du corps et de la ceinture abdominale très toniques. Idéal pour tonifier les bras et les épaules. À faire à la suite de la table (p. 96).

↘ Objectif

Solliciter les muscles du centre d'énergie et renforcer les muscles du haut du corps et des bras.

↘ Position de départ

Vous êtes à quatre pattes sur un tapis, les mains juste sous les épaules et les genoux juste sous les hanches. Les pieds sont dans l'alignement des genoux. Étirez votre corps du sommet de la tête au coccyx. Visualisez les muscles qui enveloppent la cage thoracique et pensez au « facteur X ». La nuque est étirée. Regardez le sol.

↘ Étape par étape

1. Inspirez profondément et ouvrez grand la cage thoracique.

2. Expirez, remontez les muscles pelviens, creusez le bas-ventre et tendez la jambe gauche en arrière en veillant à ce qu'elle reste dans l'axe de la hanche. Lorsque la jambe est tendue, repliez les orteils de manière à ce que le poids du corps repose sur le pied gauche. Tendez la jambe droite (si besoin est, prenez une nouvelle inspiration). Le dos et le bassin restent immobiles et alignés. Les jambes sont parallèles et à l'écartement des hanches. Le poids du corps est également réparti sur les deux mains et les deux pieds.

3. Inspirez et baissez les talons. Vous sentez un étirement au niveau du talon d'Achille à l'arrière du mollet.

4. Expirez et décollez les talons.

5. Posez les talons sur le sol et décollez-les trois fois de suite.

6. Expirez et relâchez le pied droit puis ramenez la jambe à sa position initiale. Du début à la fin de l'exercice, le bassin reste stable. Répétez l'exercice quatre fois en alternant la position des jambes.

ATTENTION !

- Le corps est étiré et tonique pendant tout l'exercice. Le dos ne se cambre pas. Les côtes ne doivent pas s'abaisser.
- Les coudes ne sont pas bloqués. Le poids du corps est également réparti et les bras restent tendus.
- Les genoux sont souples, notamment au moment de l'étirement.
- La taille est étirée pendant toute la durée de l'exercice.
- Fixez un point sur le tapis pour que la nuque reste étirée.

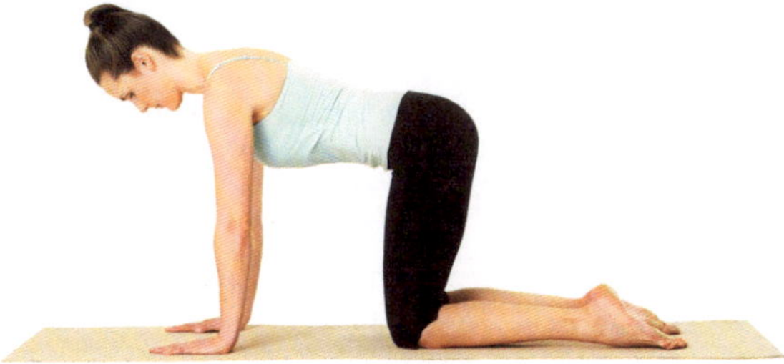

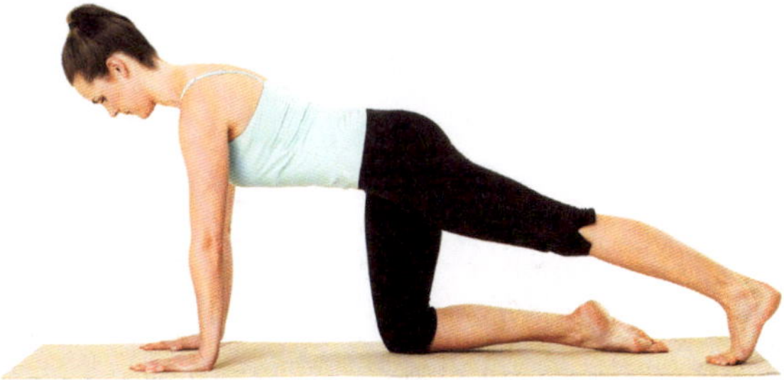

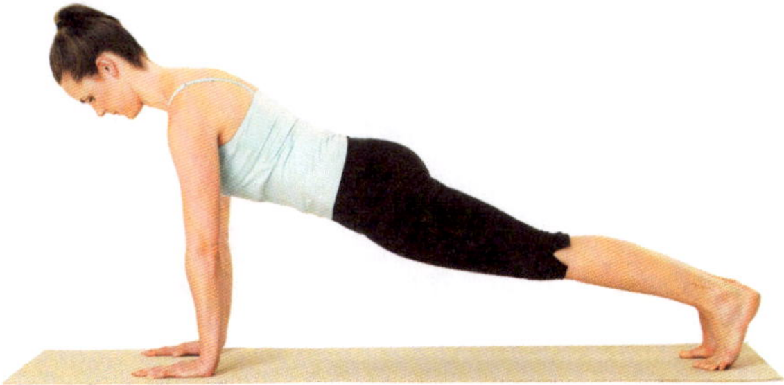

Traction arrière de la jambe avec pompes *(niveau avancé)*

Cet exercice, une variante avancée du précédent, nécessite que vous vous sentiez super-fort pour l'exécuter.

↘ Position de départ

Reprendre les consignes données en 1re partie (p. 102).

↘ Étape par étape

1. Inspirez profondément et ouvrez grand la cage thoracique.

2. Expirez, remontez les muscles pelviens, creusez le bas-ventre et tendez la jambe gauche en arrière en veillant à ce qu'elle reste dans l'axe de la hanche. Lorsque la jambe est tendue, repliez les orteils de manière à ce que le poids du corps repose sur le pied gauche. Tendez la jambe droite (si besoin est, prenez une nouvelle inspiration). Le dos et le bassin restent immobiles et alignés. Les jambes sont parallèles et à l'écartement des hanches. Le poids du corps est également réparti sur les deux mains et les deux pieds.

3. Inspirez et baissez les talons. Vous sentez un étirement au niveau du talon d'Achille à l'arrière du mollet.

4. Expirez et décollez les talons.

5. Posez les talons sur le sol et décollez-les trois fois de suite.

6. Expirez et relâchez le pied droit puis ramenez la jambe à sa position initiale. Du début à la fin de l'exercice, le bassin reste stable.

7. Inspirez et fléchissez lentement les coudes. Le buste descend de quelques centimètres. Fixez un point devant vous sur le sol afin que votre tête ne plonge pas vers l'avant.

8. Expirez et tendez les bras sans bloquer les coudes. Les genoux sont souples. Répétez cinq fois le mouvement.

9. Expirez et relâchez le pied droit puis ramenez la jambe gauche à sa position initiale. Refaites l'exercice en changeant de jambe. À aucun moment, le bassin ne bouge.

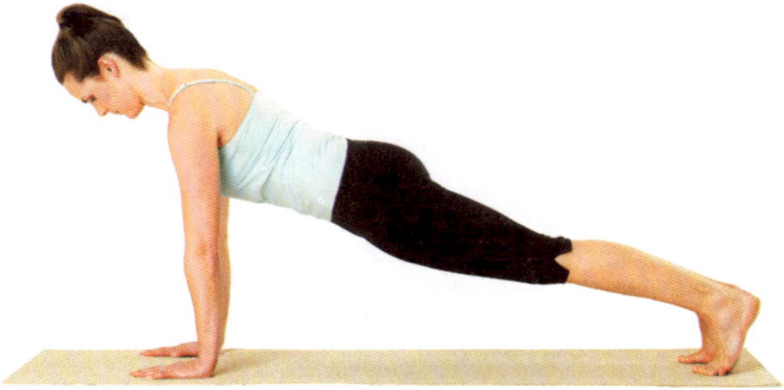

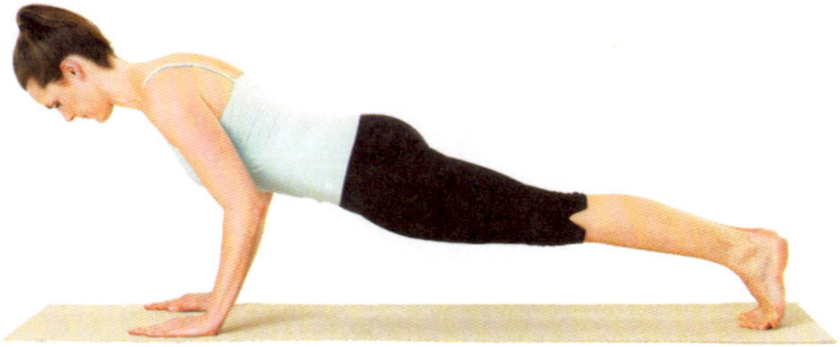

ATTENTION !

- Reprenez les mises en garde données pour l'exercice de la traction simple.
- Remontez le plus possible les muscles pelviens et creusez au maximum le bas-ventre.
- Contrôlez le mouvement lorsque le buste se rapproche du sol et poussez sur les bras pour remonter.
- La taille reste étirée tout le temps de l'exercice.

L'huître
(pour tous)

Un exercice pour tonifier les muscles fessiers qui permettent à la jambe de s'ouvrir et qui enveloppent les hanches. Tout au long de cet exercice, seuls ces muscles spécifiques travaillent et il est donc important de parfaitement les localiser. Je vous conseille de glisser un petit coussin entre vos genoux pour vous assurer que ce sont les bons fessiers qui sont sollicités. Ni ample ni violent, le mouvement est cependant très efficace. Si vous ne sentez pas que vos muscles fessiers travaillent, arrêtez-vous et relisez attentivement les instructions pour vous assurer que votre corps est parfaitement aligné et que vous procédez comme il se doit. Pour plus de facilité, allongez-vous le long d'un mur.

↘ Objectif

Tonifier les fibres postérieures du moyen fessier.

↘ Position de départ

Vous êtes allongé sur le côté, le bras du dessous tendu à la verticale sous la tête dans le prolongement du corps. La paume est tournée vers le plafond. Pour que le cou soit dans l'alignement de la colonne vertébrale, vous pouvez glisser une serviette de toilette pliée entre votre oreille et votre bras. Posez la main du dessus à plat sur le tapis devant vous dans l'axe de l'épaule. Fléchissez les genoux et glissez un petit coussin entre les deux. Les pieds sont dans l'alignement des fesses. Les épaules sont l'une au-dessus de l'autre. De même pour les hanches, les genoux et les pieds.

↘ Étape par étape

1. Inspirez profondément et ouvrez grand la cage thoracique.

2. Expirez, remontez les muscles pelviens, creusez le bas-ventre et – sans relâcher – ouvrez et faites lentement une rotation du genou du dessus en serrant doucement les talons. Si le bassin bouge, cessez le mouvement.

3. Inspirez et ramenez lentement le genou à sa position initiale. Faites une série de dix répétitions Vous pouvez enchaîner sur d'autres exercices allongé sur ce côté (mais n'oubliez pas de faire l'autre côté après avoir réalisé ces exercices) ou bien changer aussitôt de côté pour une nouvelle série de dix répétitions.

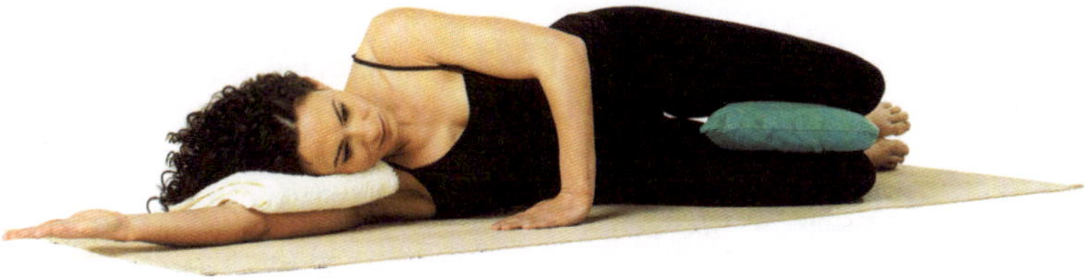

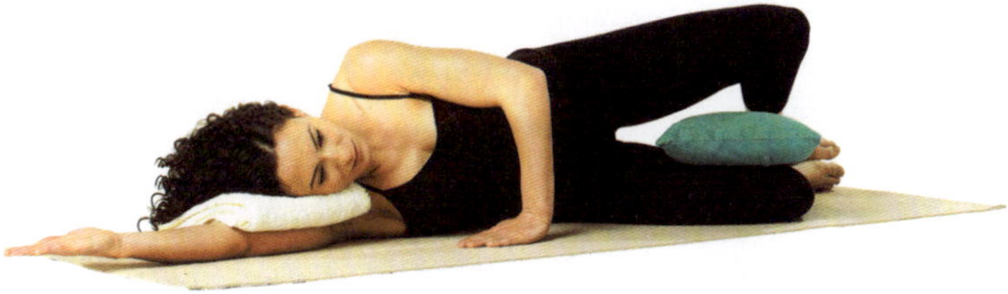

ATTENTION !

• Lorsque vous ouvrez le genou, pensez à l'étirer et veillez à ce que le fémur soit ancré dans l'articulation de la hanche. Les pieds restent joints et les talons collés
• Le bassin est immobile. Il ne bascule ni vers l'avant ni vers l'arrière.
• La taille est étirée. Si votre corps ne s'affaisse pas sur le tapis, vous devez pouvoir glisser une main entre la taille et le sol.
• Le haut du corps est ouvert et parfaitement perpendiculaire au sol. Il ne bascule pas vers l'avant.
• Ne prenez pas appui sur le bras du dessus.

Flexions avant et arrière de la jambe en position latérale *(pour tous)*

Un exercice pour tonifier le centre d'énergie – notamment les muscles qui empêchent le buste de bouger lorsque les jambes sont en mouvement –, les muscles des jambes et les fessiers.

↘ Objectif

Mobiliser l'articulation des hanches. Renforcer et étirer les muscles autour des hanches, notamment les fessiers. Solliciter le centre d'énergie.

➔ Pour tous

↘ Position de départ

Vous êtes allongé sur le côté droit, la tête et le buste parfaitement alignés. Les jambes sont fléchies et forment un angle légèrement inférieur à 90°. Le bras du dessous est à la verticale sous la tête. Pour que la nuque soit dans l'alignement de la colonne vertébrale, glissez une serviette de toilette pliée entre votre tête et votre bras. Posez la main gauche à plat sur le sol (ppour vopus aider à garder l'équilibre) ou sur votre hanche (si votre posture est stable).

↘ Étape par étape

1. Inspirez pour vous préparer, remontez les muscles pelviens, creusez le bas-ventre et – sans relâcher – levez la jambe du haut jusqu'à ce qu'elle soit dans l'alignement de la hanche.

2. Expirez en tirant la jambe vers l'arrière. La jambe reste à la même hauteur et le buste ne bouge pas. Le dos n'est pas cambré.

3. Inspirez, étirez la colonne vertébrale et, sans relâcher les muscles du centre d'énergie, ramenez la jambe fléchie en avant. Le bassin ne bouge pas. Faites une série de huit répétitions. Vous pouvez enchaîner sur d'autres exercices allongé sur ce côté ou faire une nouvelle série de huit répétitions sur l'autre côté.

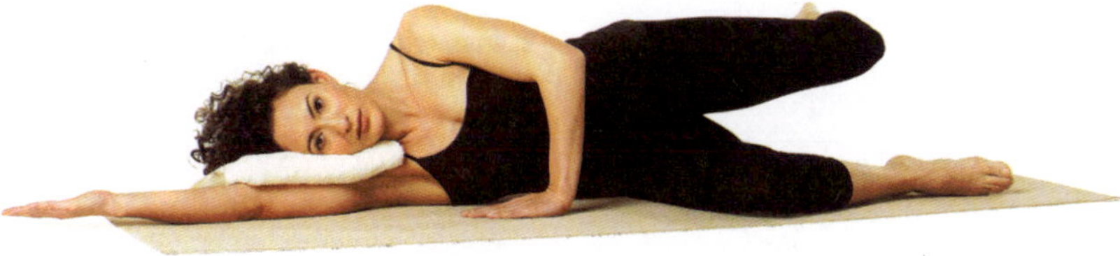

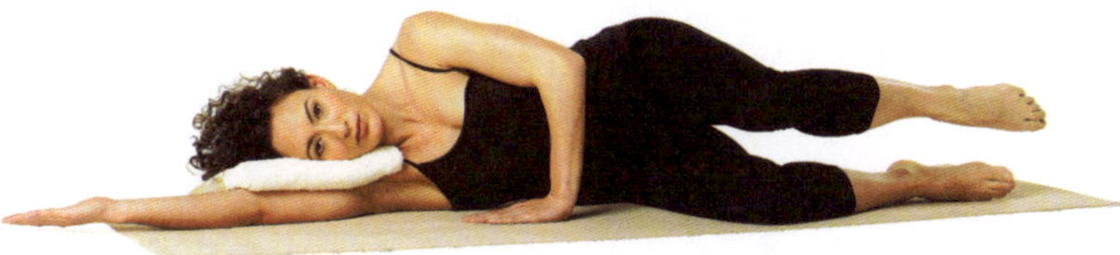

ATTENTION !

- Le mouvement part de l'articulation de la hanche. Le dos reste immobile.
- Le haut du corps est ouvert et perpendiculaire au sol. Les oreilles ne sont pas collées aux épaules et les omoplates sont baissées.
- La jambe qui travaille reste à la hauteur de la hanche.
- Regardez toujours loin devant vous.

Flexions avant et arrière de la jambe en position latérale *(niveau avancé)*

L'exercice est presque le même que dans la 1re partie, mais il se fait avec les jambes tendues.

↘ Position de départ

Vous êtes allongé sur le côté droit, les épaules au-dessus l'une de l'autre. De même pour les hanches et les chevilles. Les jambes sont tendues et forment un angle à 45° degrés avec le bassin. Le buste ne bouge pas et le bassin est en position neutre. Posez la main gauche à plat sur le sol, au niveau de la poitrine. Le coude est fléchi, la tête en appui sur le bras droit tendu. Remontez les muscles pelviens, creusez le bas-ventre et levez la jambe gauche afin qu'elle soit à la même hauteur que le dessus du bassin. Sans bouger celui-ci, tendez la jambe vers l'arrière, juste derrière l'articulation de la hanche.

↘ Étape par étape

1. Inspirez, tendez la jambe gauche en avant. Le mouvement part de l'articulation de la hanche. Le bassin et la colonne vertébrale restent stables. Tirez légèrement la jambe en arrière, mettez le pied en flexion, puis poussez un peu plus la jambe vers l'avant.

2. Expirez, tendez les orteils et ramenez la jambe en arrière, juste derrière l'articulation de la hanche. Le dos ne bouge pas. Faites une série de six répétitions avant de changer de côté.

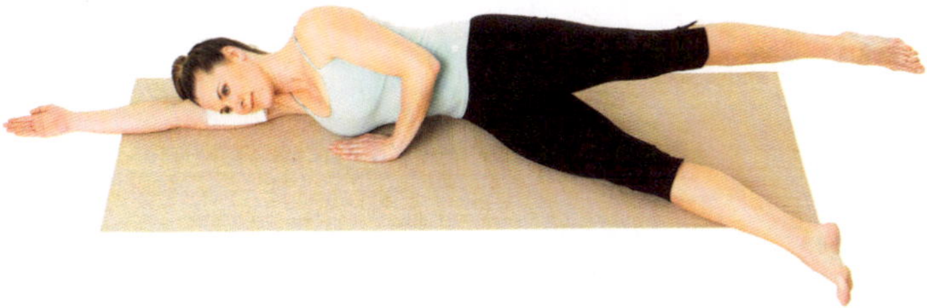

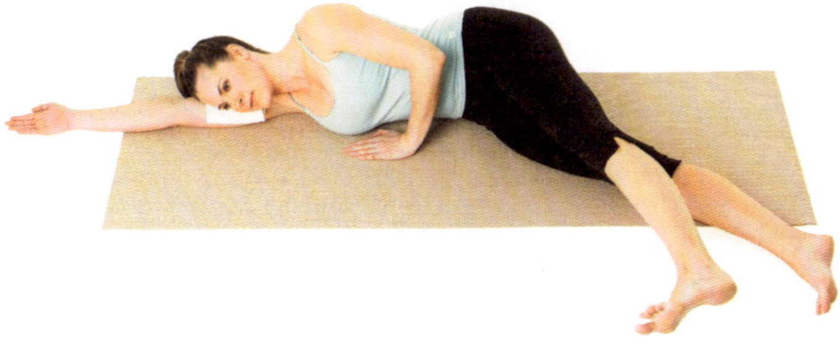

ATTENTION !

- Contractez les muscles pelviens et les abdominaux pour garder le buste immobile.
- Le mouvement des jambes est rapide mais parfaitement contrôlé.
- Le mouvement ne doit générer ni gêne ni douleur.
- La jambe du dessous est active et empêche le corps de basculer.
- Pensez au « facteur X » (p. 50).

Renforcement des abducteurs *(pour tous)*

Ce double exercice est idéal pour se débarrasser de sa « culotte de cheval » et tonifier l'intérieur des cuisses !

↘ Objectif

Pour renforcer ses abducteurs. À privilégier par celles et ceux qui veulent remodeler leur silhouette. Je tiens à souligner que l'erreur commise le plus fréquemment consiste à lever la jambe trop haut.

↘ Matériel

Dans un premier temps, faites l'exercice sans haltère puis, lorsque vous le maîtriserez parfaitement, mettez autour de vos chevilles des haltères souples dont vous augmenterez progressivement le poids.

↘ Position de départ

Vous êtes allongé sur le côté droit, le corps parfaitement aligné – pour vous aider, placez-vous le long d'un mur sans prendre appui dessus. Le corps est en position neutre. La tête repose sur le bras droit tendu à la verticale, la paume de la main à plat sur le sol ou tournée vers le plafond. Pour que la tête et la colonne vertébrale soient parfaitement alignées, glissez une serviette de toilette pliée sous votre tête. Fléchissez les genoux à moins de 90°. La main gauche est en appui sur le sol à la hauteur du buste. Du début à la fin de l'exercice, la taille ne touche pas le sol et le buste est étiré.

↘ Étape par étape

1. Inspirez pour vous préparer.

2. Expirez, remontez les muscles pelviens, creusez le bas-ventre et levez la jambe du dessus à la hauteur de la hanche (soit de quelques centimètres), puis tendez-la en veillant à ce qu'elle reste dans le prolongement du corps et de la hanche (à environ 12 cm au-dessus du sol). Attention à ne pas la tirer trop en arrière.

3. Inspirez et tournez lentement la jambe vers l'intérieur. Le mouvement part de l'articulation de la hanche. Le bassin ne bouge pas. Le pied est en flexion.

4. Expirez et levez lentement la jambe de 15 cm environ. Inspirez puis baissez la jambe pour la ramener à la hauteur de la hanche (pas au sol). Le bassin ne bouge pas.

5. Expirez en levant la jambe puis inspirez en la baissant. Répétez le mouvement dix fois de suite. Puis fléchissez la jambe et posez-la sur celle du dessous. Allongez-vous sur le côté gauche et refaites l'exercice dix fois de suite.

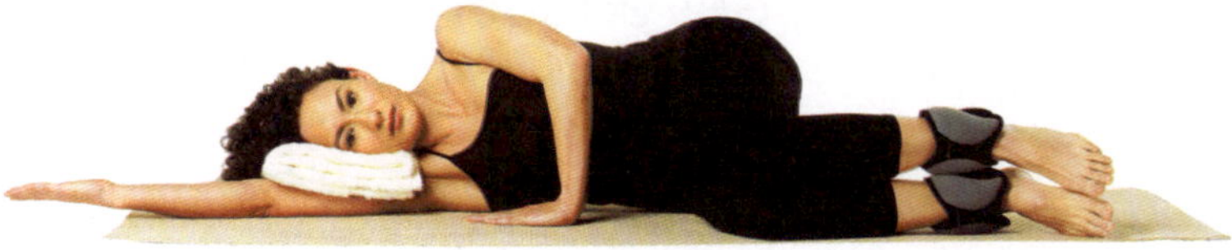

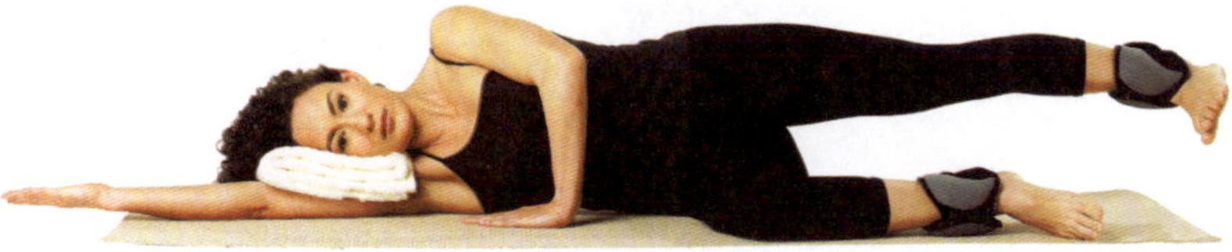

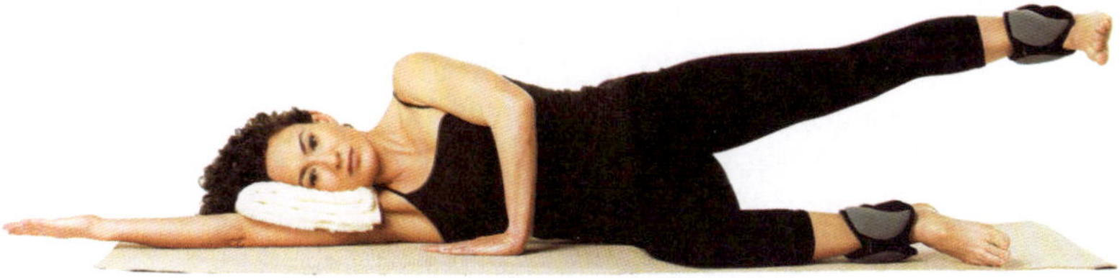

ATTENTION !

• Contractez les muscles pelviens et les abdominaux pour protéger votre dos et éviter qu'il ne se cambre mais aussi pour que le corps ne bascule pas vers l'avant.
• Étirez le talon afin de l'éloigner le plus possible de la hanche.
• Tournez toute la jambe vers l'intérieur et pas seulement la cheville.
• La taille n'est pas en contact avec le sol. Elle est étirée tout comme le reste du corps.
• Le bassin ne bouge pas et ne bascule ni vers l'avant ni vers l'arrière.
• Le haut du buste est ouvert. Les omoplates glissent vers le bas du dos. Le corps ne bascule pas vers l'avant.

Renforcement des adducteurs *(pour tous)*

↘ Objectif

Tonifier l'intérieur des cuisses et les muscles du centre d'énergie : posez la main sur le bas de votre ventre pour sentir combien ils sont sollicités lorsque vous levez la jambe.

↘ Matériel

Un gros coussin et des haltères souples de 1 kg maximum pour les pieds (facultatifs).

↘ Position de départ

Vous êtes allongé sur le côté droit. Le corps est parfaitement aligné le long du bord du tapis. La tête repose sur le bras droit tendu à la verticale, la paume de la main à plat sur le sol ou tournée vers le plafond. Pour que la tête et la colonne vertébrale soient parfaitement alignées, glissez une serviette de toilette pliée sous votre tête.

Pliez le genou de la jambe du dessus sans bouger le dos et posez-le sur un – ou plusieurs – gros coussin pour que le bassin reste en position neutre. La main gauche, à plat sur le sol, empêche votre corps de basculer vers l'avant.

La jambe du dessous est celle qui travaille. Avancez-la légèrement et tournez-la vers l'extérieur. Le mouvement part de l'articulation de la jambe. Les orteils sont tendus. Vérifiez que votre colonne vertébrale est étirée et que ses courbures naturelles sont respectées. Le bassin est en position neutre. La taille est longue et étirée.

↘ Étape par étape

1. Inspirez pour vous préparer.

2. Expirez, remontez les muscles pelviens, creusez le bas-ventre et – sans relâcher – tendez et levez la jambe du dessous le plus possible en veillant à ne bouger ni le bassin ni la colonne vertébrale.

3. Inspirez et reposez la jambe sur le sol.

4. Expirez, tendez et levez la jambe.

Faites une série de dix répétitions, reposez-vous 30 secondes, faites une autre série de dix, puis allongez-vous sur le côté gauche pour enchaîner sur deux nouvelles séries.

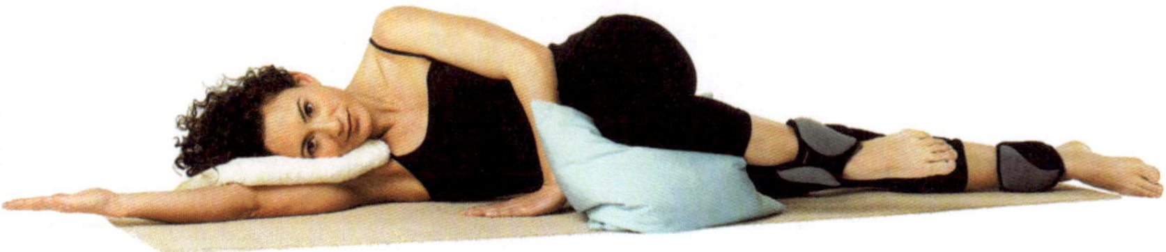

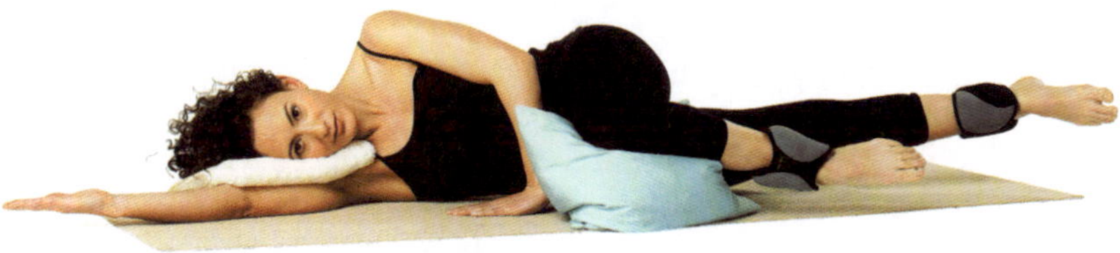

ATTENTION !

- Du début à la fin de l'exercice, le corps ne doit pas bassculer ni vers l'avant ni vers l'arrière. Il est étiré du sommet du crâne au coccyx, de la hanche aux orteils.
- Le bassin est stable, en position neutre et perpendiculaire au sol.
- La taille est étirée. Gardez à l'esprit le « facteur X » (p. 43).
- Ne prenez pas appui sur la main posée à plat sur le sol.
- Le haut du corps est ouvert, perpendiculaire au sol.
- Les épaules ne sont pas collées aux oreilles.

La torpille *(pour tous)*

Cet exercice est de loin le plus efficace pour affiner la taille ! Les 2e et 3e parties nécessitent des muscles pelviens et des abdominaux très toniques pour pouvoir décoller simultanément les deux jambes du sol. Attendez de maîtriser la première partie pour passer à la suite.

↘ Objectif

Affiner la taille et solliciter les muscles du centre d'énergie.

↘ Position de départ

Vous êtes allongé sur le côté droit, les jambes tendues dans l'alignement du corps ou légèrement en avant. Les orteils sont tendus mais souples. La tête repose sur le bras droit tendu à la verticale, la paume tournée vers le haut. La main gauche est posée à plat sur le sol à la hauteur du buste. L'omoplate glisse vers le bas du dos. Le coude gauche est ouvert.

↘ Étape par étape

1. Inspirez profondément et ouvrez grand la cage thoracique.

2. Expirez, remontez les muscles pelviens, creusez le bas-ventre et – sans relâcher – levez la jambe du dessus le plus haut possible sans bouger le bassin.

3. Inspirez et levez la jambe du dessous pour l'amener tout contre la jambe du dessus. Les jambes ne doivent pas partir en arrière.

4. Expirez, serrez les jambes pour les ramener lentement sur le sol. La jambe du dessous résiste.

Faites une série de dix répétitions avant de changer de côté ou bien enchaînez d'abord sur un autre exercice en position latérale (mais n'oubliez pas de travailler aussi le côté gauche).

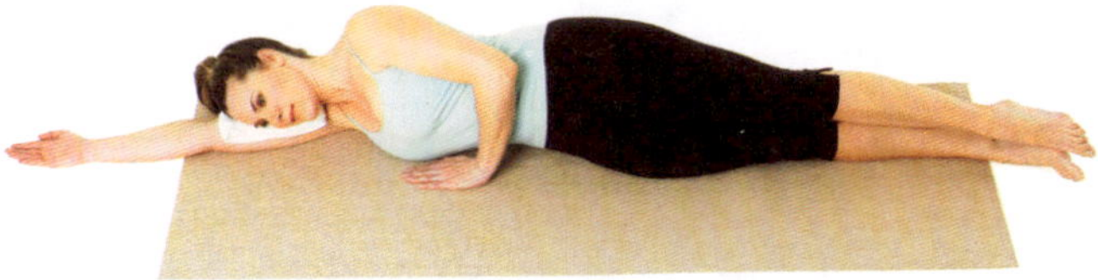

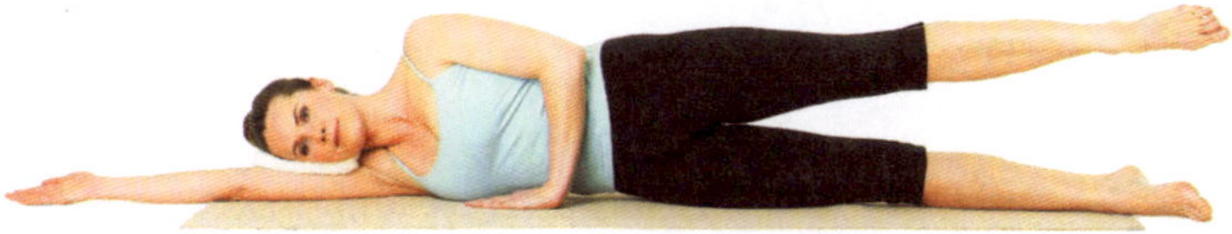

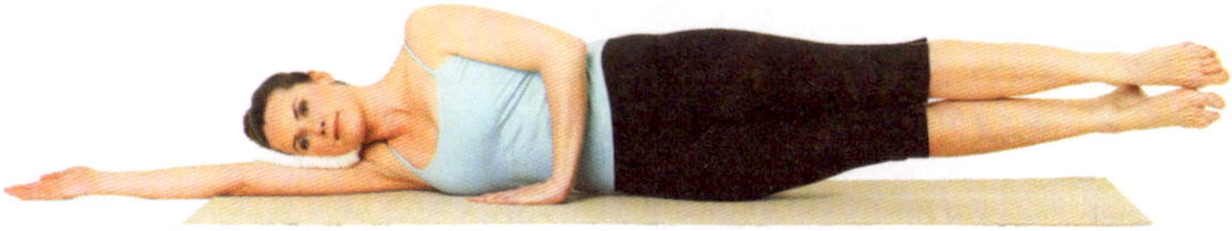

ATTENTION !

- Les jambes restent dans l'alignement du corps ou légèrement en avant.
- Ne levez pas la jambe du dessus trop haut afin de ne pas bouger le bassin et de le laisser en position neutre.
- La taille est étirée et ne touche pas le sol.
- Ne poussez pas sur la main d'appui. Le coude est ouvert et l'épaule collée au sol.
- Tout votre corps est étiré, y compris la taille. Gardez à l'esprit le « facteur X » (p. 50).

La torpille *(niveaux intermédiaire et avancé)*

Niveau intermédiaire

↘ Position de départ

Reprenez la position de départ indiquée à la page précédente.

↘ Étape par étape

1. Inspirez profondément et ouvrez grand la cage thoracique.

2. Expirez, remontez les muscles pelviens et creusez le bas-ventre.

3. Inspirez et – sans relâcher – levez simultanément les deux jambes le plus haut possible sans bouger le bassin.

4. Expirez et levez la jambe du dessus un peu plus haut. Le fémur n'est plus dans l'axe de la hanche. La jambe du dessous est toujours décollée du sol.

5. Inspirez et posez la jambe du dessus sur la jambe du dessous. Le haut du buste et la taille sont étirés. Le dos n'est pas cambré.

6. Expirez et ramenez les jambes sur le sol. La jambe du dessous résiste.

Faites une série de dix et changez de côté ou bien enchaîner sur un autre exercice en position latérale (mais n'oubliez pas de travailler ensuite le côté gauche).

Niveau avancé

↘ Position de départ

Reprenez la position de départ indiquée à la page précédente.

↘ Étape par étape

7. Inspirez profondément et ouvrez grand la cage thoracique.

8. Expirez, remontez les muscles pelviens et creusez le bas-ventre.

9. Inspirez et, sans relâcher les muscles, levez les deux jambes le plus haut possible sans bouger le bassin.

10. Expirez en comptant jusqu'à cinq et en levant la jambe du dessus puis en la ramenant sur la jambe du dessous. Allongez le plus possible la jambe et tirez sur le fémur.

11. Inspirez en comptant jusqu'à cinq et en levant et abaissant à nouveau la jambe du dessus. Le haut du buste et la taille sont étirés. Le dos n'est pas cambré.

12. Expirez, serrez les jambes et reposez-les sur le sol. La jambe du dessous résiste. Si vous le pouvez, refaites l'exercice une fois puis allongez-vous sur le côté gauche.

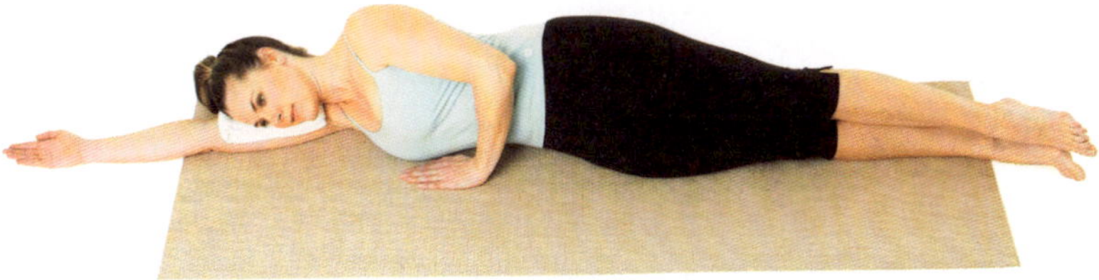

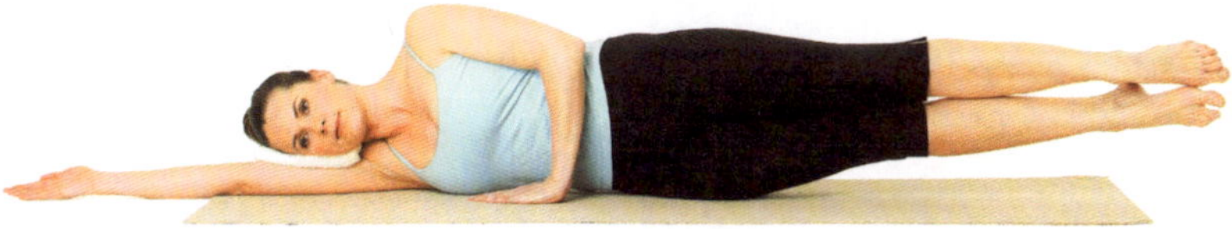

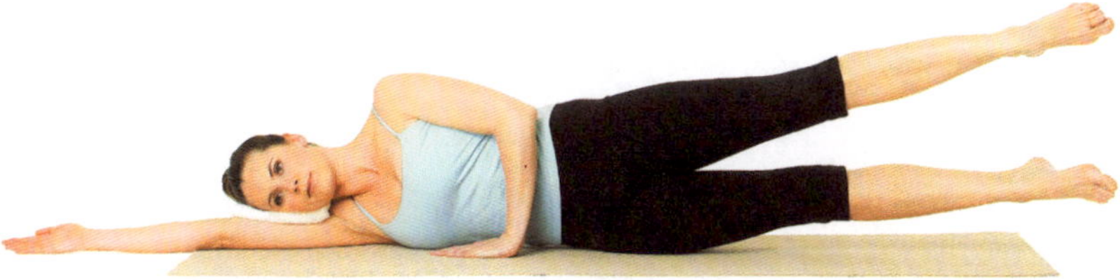

Étirement des fléchisseurs de la hanche et des ischio-jambiers *(pour tous)*

Un étirement agréable pour les muscles sur le devant et l'arrière de la cuisse.

↘ Objectif

Étirer les muscles fléchisseurs de la hanche et les ischio-jambiers.

↘ Position de départ

Vous êtes allongé en position de relaxation.

↘ Étape par étape

1. Inspirez profondément et ouvrez grand la cage thoracique. Expirez, remontez les muscles pelviens, creusez le bas-ventre, pliez un genou et tirez la jambe vers vous. Inspirez et maintenez la position.

2. Expirez et allongez l'autre jambe sur le sol en veillant à ce qu'elle reste dans l'axe de la hanche. Inspirez et vérifiez que votre corps est parfaitement aligné et que la nuque, la cage thoracique et le bassin sont ancrés dans le sol.

3. Expirez et tendez lentement la jambe fléchie à la verticale. Le coccyx est étiré et les hanches sont à la même hauteur. La posture doit être confortable et vous sentez un étirement au milieu de la face postérieure de la cuisse. Maintenez l'étirement sur plusieurs inspirations et expirations afin que le muscle se relâche.

4. Pliez lentement le genou et, en expirant, revenez à la position de départ en veillant à bien stabiliser votre corps. Refaites l'exercice en alternant la position des jambes.

ATTENTION !

- Le genou de la jambe que vous tendez ne bouge pas.
- Le haut du corps est ouvert pendant les étirements. Les coudes ne sont pas collés
au buste et les clavicules sont éloignées l'une de l'autre.
- Les épaules ne sont pas collées aux oreilles.

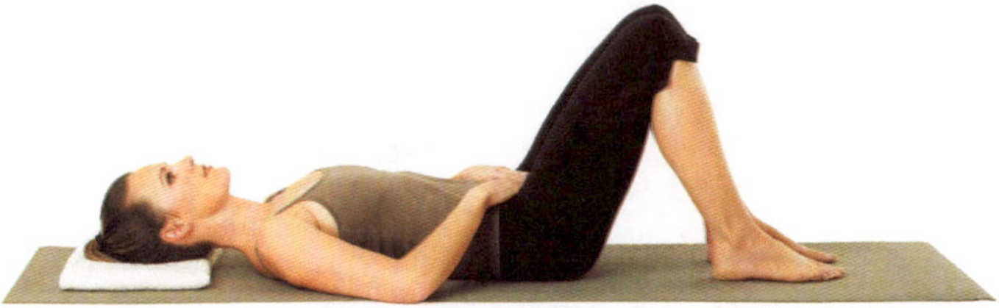

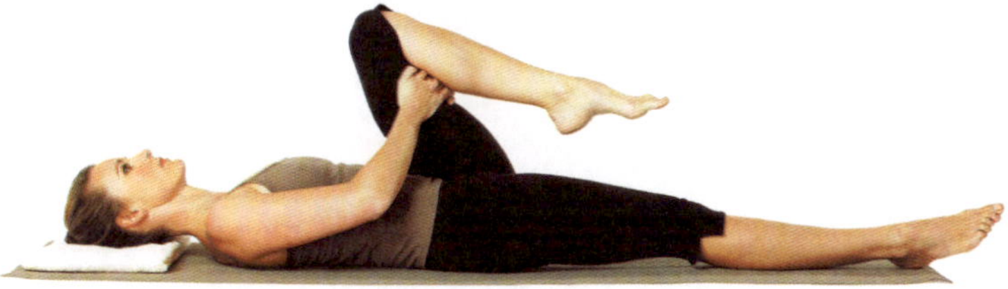

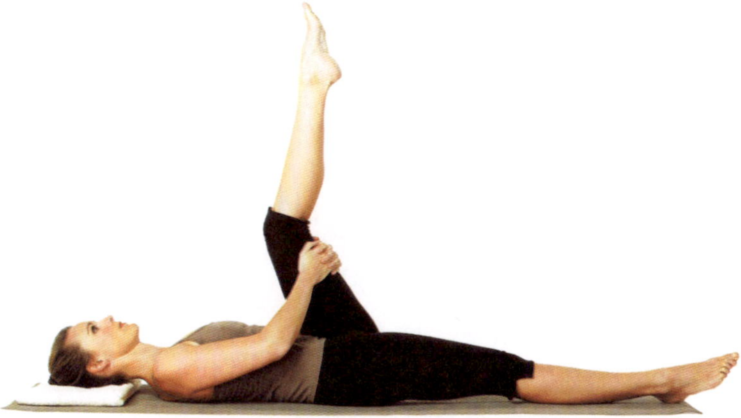

Flexion du buste en arrière, genoux au sol *(niveau intermédiaire)*

Pour être efficace, cet exercice nécessite que vous mettiez en application tout ce que vous avez appris précédemment. Il ne suffit pas d'incliner le buste en arrière mais il faut solliciter les muscles stabilisateurs pour contrôler le mouvement. Pour juger de la complexité de cet exercice, faites-le une fois en mettant vos mains sur vos fesses. À éviter si vous avez des problèmes de genoux.

↘ Objectif

Solliciter tous les muscles stabilisateurs notamment les fessiers et tonifier les muscles des cuisses.

↘ Position de départ

Vous êtes à genoux sur un tapis, le dos droit. Les genoux sont parallèles et à l'écartement des hanches. De même pour les pieds. Tendez les bras devant vous à la hauteur des épaules. Les paumes sont tournées vers le sol et les doigts tendus. La nuque est dans l'alignement de la colonne vertébrale.

↘ Étape par étape

1. Inspirez profondément et ouvrez grand la cage thoracique.

2. Expirez, remontez les muscles pelviens, creusez le bas-ventre et, sans relâcher et en gardant le corps aligné, penchez-vous en arrière.

3. Inspirez et maintenez la position.

4. Expirez et lentement, en gardant toujours le dos droit, revenez à la position initiale. Faites une série de six répétitions.

ATTENTION !

- Il est essentiel de fléchir le corps en un seul bloc et en veillant à ce qu'il soit parfaitement aligné.
- Imaginez que les adducteurs sont des aimants qui s'attirent.
- Le mouvement est contrôlé par les muscles pelviens et les abdominaux.

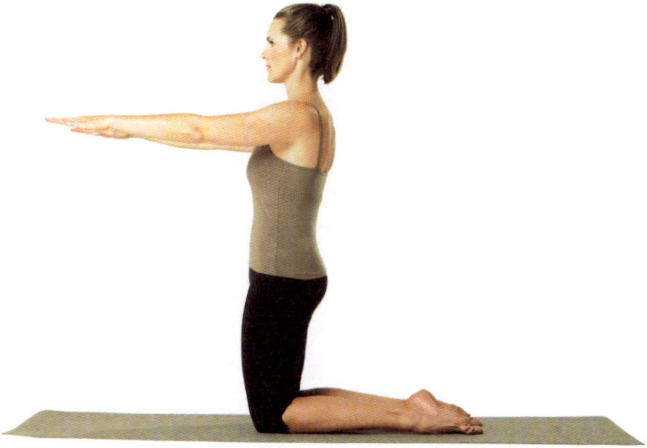

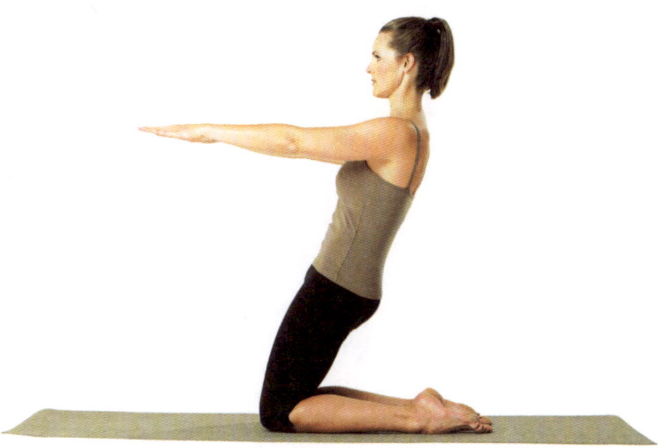

Flexion latérale, genoux au sol *(pour tous)*

Une bonne façon d'étirer et d'allonger la taille. Cette variante tonifie également les adducteurs.

➔ Pour tous

↘ Objectif

Assouplir la colonne vertébrale. Solliciter et étirer les muscles de la taille.

↘ Position de départ

Vous êtes à genoux sur le sol, les jambes dans l'alignement du dos et de la tête. Glissez un petit coussin entre vos cuisses. Les hanches sont à la même hauteur. Les bras sont le long du corps. Remontez les muscles pelviens, creusez le bas-ventre et serrez le coussin entre vos cuisses.

↘ Étape par étape

1. Inspirez et levez le bras droit à la verticale. Les omoplates s'élargissent. Le dos est droit, les épaules ne sont pas voûtées.

2. Expirez et, sans relâcher ni les muscles pelviens ni les abdominaux, étirez le haut du corps et la tête en fléchissant la colonne vertébrale sur la gauche. Les hanches et les genoux sont stables.

3. Inspirez et ouvrez grand la cage thoracique en vous concentrant sur le côté étiré.

4. Expirez et redressez-vous pour revenir à la position initiale. La tête est étirée. Ramenez le bras le long du corps. Faites quatre flexions de chaque côté.

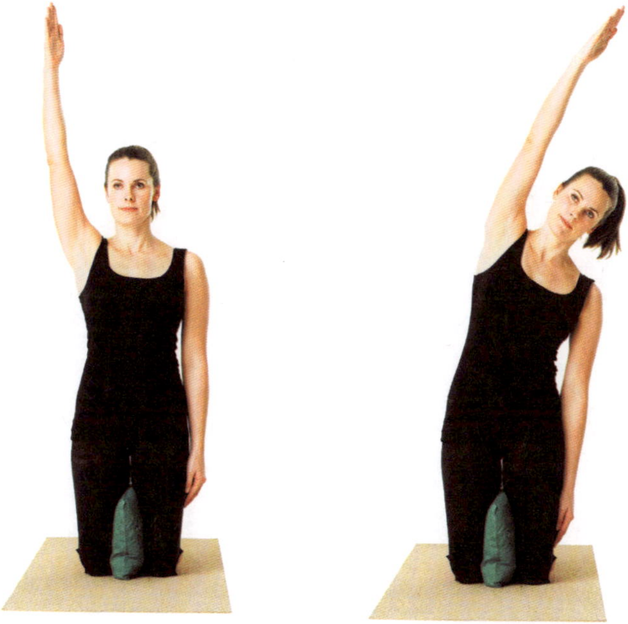

ATTENTION !

- Vérifiez que le mouvement est latéral et que le corps ne penche ni vers l'avant ni vers l'arrière, que le buste reste droit.
- La tête bouge naturellement et suit le mouvement de la colonne vertébrale. Regardez droit devant vous.
- Le bassin est stable et le poids du corps également réparti sur les deux genoux.
- La taille est allongée.

Flexion latérale, genoux au sol *(niveau avancé)*

Cette variante comprend une flexion et une rotation ce qui nécessite que vous contrôliez parfaitement le mouvement. Avant cet exercice, effectuez plusieurs rotations du buste. À éviter si vous avez des problèmes de dos.

↘ Position de départ

Comme pour la 1re partie (p. 124).

↘ Étape par étape

1. Inspirez et levez le bras droit à la verticale. Les omoplates s'élargissent. Le dos est droit, les épaules ne sont pas voûtées.

2. Expirez et, sans relâcher ni les muscles pelviens ni les abdominaux, étirez le haut du corps et la tête en fléchissant la colonne vertébrale sur la gauche. Les hanches et les genoux sont stables.

3. Inspirez et ouvrez grand la cage thoracique en vous concentrant sur le côté étiré.

4. Expirez et faites doucement une rotation du buste en tirant les côtes du bas en arrière. À la fin du mouvement, le buste est penché vers le sol. Le bras est près de l'oreille et le haut du corps fait une rotation.

5. Inspirez et revenez lentement à la position initiale. Répétez trois fois le mouvement de chaque côté.

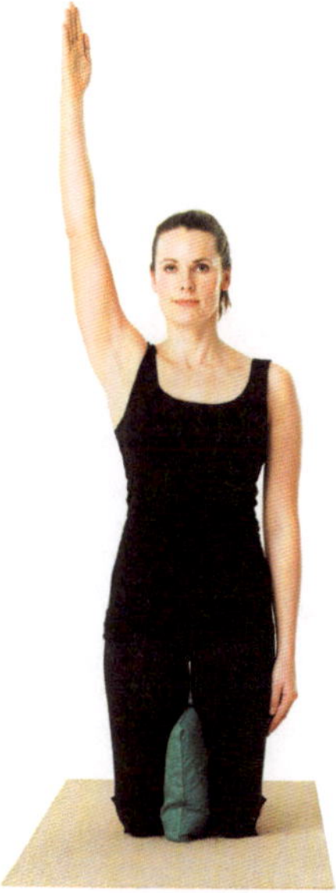

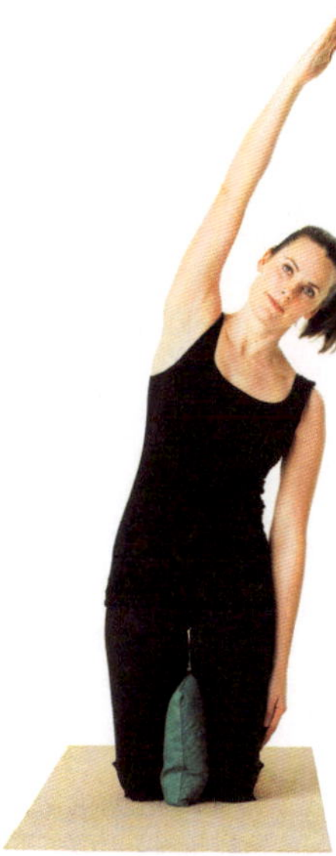

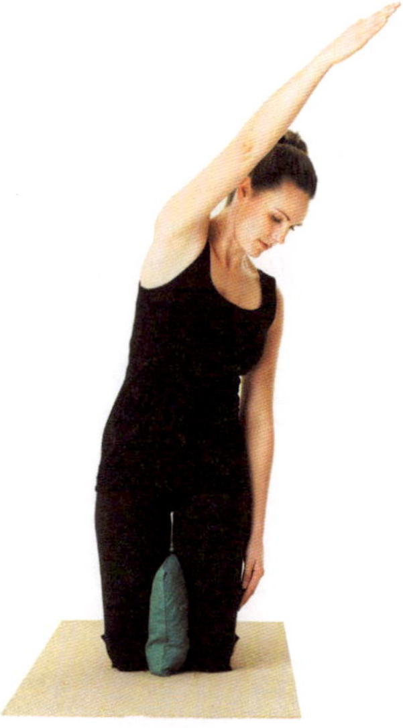

ATTENTION !

• Du début à la fin de l'exercice, serrez le coussin entre vos cuisses. Les hanches sont stables et restent toutes les deux à la même hauteur.
• À mesure que les côtes du bas partent en arrière, la taille s'étire et s'allonge sur le côté opposé.
• Le mouvement pour revenir à la position initiale fait penser à une spirale.

Flexion latérale en position debout, genoux fléchis *(pour tous)*

Cet exercice permet de travailler en « opposition » : alors que vous poussez sur le sol avec vos pieds, vous vous étirez vers le plafond.

↘ Objectif

Solliciter et étirer la taille, tonifier les adducteurs, les muscles des fesses et des mollets.

↘ Position de départ

Vous êtes debout, le dos droit. Les pieds sont tournés vers l'extérieur et dessinent un « V ». Cette position porte le nom de « pose Pilates ». Les hanches sont à la même hauteur. Les bras sont le long du corps. Remontez doucement les muscles pelviens et creusez le bas-ventre.

↘ Étape par étape

1. Inspirez et, sans relâcher ni les muscles pelviens ni les abdominaux, levez un bras au-dessus de votre tête. Les omoplates s'écartent l'une de l'autre. Les épaules ne se voûtent pas (voir lever de bras, p. 44).

2. Expirez et inclinez le haut du buste d'un côté en fléchissant simultanément les genoux et en vous grandissant au maximum. Les hanches sont stables et les pieds sont ancrés dans le sol.

3. Inspirez profondément et ouvrez grand la cage thoracique en vous concentrant sur le côté soumis à l'étirement.

4. Expirez et, sans bouger le côté de la cage thoracique soumis à l'étirement, étirez la colonne vertébrale et la nuque puis redressez-vous en tendant les jambes.

5. Inspirez et ramenez le bras le long du corps. Faites cinq répétitions de chaque côté.

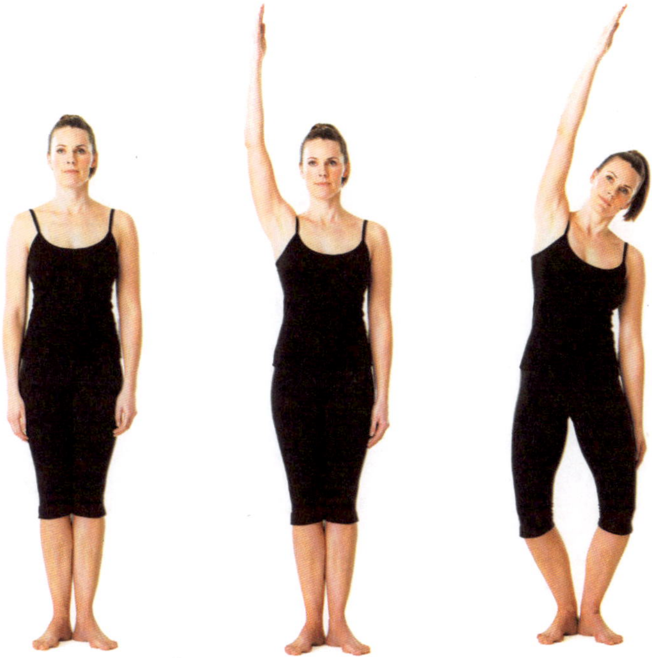

ATTENTION !

- Relisez attentivement les mises en gardes données p. 124.
- Fléchissez les genoux de manière à ce qu'ils soient directement au-dessus du milieu des pieds. La flexion ne doit pas être trop marquée.
- Le coccyx est tiré vers le sol. Les fesses ne ressortent pas.
- Lorsque vous tendez vos jambes, poussez sur le sol avec les deux pieds et sollicitez les adducteurs.
- La taille est étirée.
- Lorsque vous vous penchez sur la gauche, inspirez en visualisant votre poumon droit. Lorsque vous expirez, visualisez le poumon droit qui s'abaisse et redressez-vous.
- Le bras à la verticale doit rester dans votre champ de vision.

Rotations du buste *(pour tous)*

Les principes sont les mêmes que pour l'exercice précédent mais la flexion latérale est remplacée par une rotation du buste.

↘ Objectif

Tonifier les adducteurs, les fessiers et les muscles des mollets.

↘ Position de départ

Vous êtes debout, les pieds tournés vers l'extérieur dessinent un « V ». Les hanches sont à la même hauteur. Les bras sont tendus devant vous à la hauteur des épaules, les paumes face à face. Imaginez que vous enlacez un gros arbre.

↘ Étape par étape

1. Inspirez et étirez la colonne vertébrale et la nuque.

2. Expirez, remontez les muscles pelviens, creusez le bas-ventre et faites une rotation du buste sur la droite en veillant à ne bouger ni le bras gauche ni le bassin et en fléchissant simultanément les deux genoux. Les hanches sont stables, les pieds ancrés dans le sol.

3. Inspirez et revenez à la position initiale en tendant les jambes. Répétez quatre fois l'exercice puis recommencez du côté gauche.

ATTENTION !

- Fléchissez les genoux pour les amener au-dessus du milieu des pieds. Le coccyx est tiré, les fesses ne ressortent pas.
- Rendez les jambes en poussant sur les deux pieds et sollicitez les adducteurs.
- Le buste tourne autour d'un axe central, la colonne vertébrale. Visualisez la cage thoracique qui bouge autour de cet axe.
- La tête bouge naturellement et suit le mouvement du buste.
- La taille est étirée.
- Imaginez que vos bras reposent sur des supports.
- Les bras sont ouverts. Leur courbure naturelle est respectée. Les coudes pointent non pas vers le sol mais vers l'extérieur.

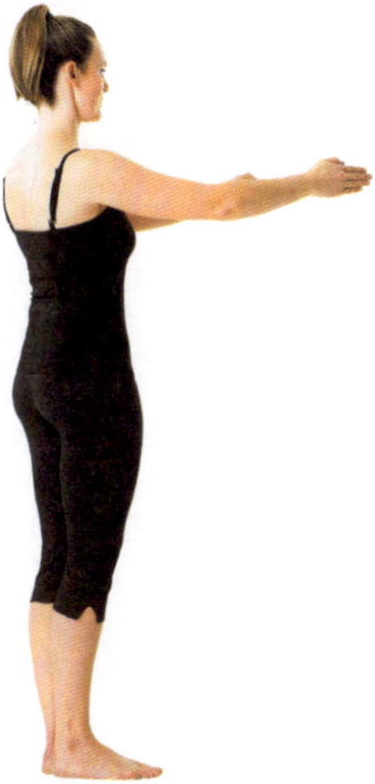

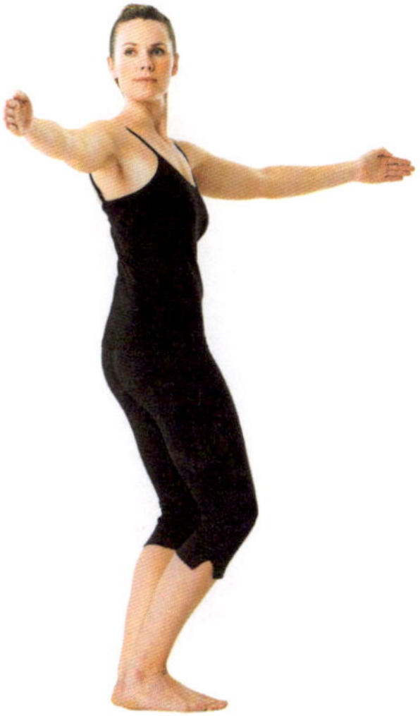

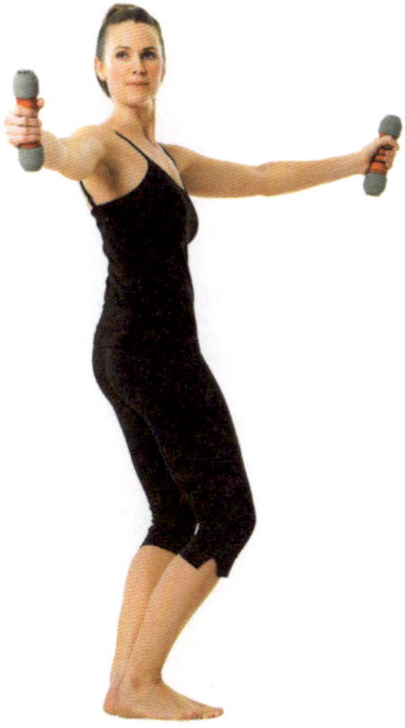

VARIANTE

Refaites l'exercice avec un haltère d'environ 500 g dans chaque main.

Triceps et biceps *(pour tous)*

Le point fort de cet exercice est de solliciter les muscles sur les faces antérieure et postérieure des bras.

↘ Objectif

Tonifier les biceps et les triceps.

↘ Matériel

Un haltère pesant entre 1 et 3,5 kg (augmentez progressivement le poids). Si vous souhaitez aussi tonifier vos adducteurs, glissez un coussin entre vos cuisses.

↘ Position de départ

Vous êtes allongé en position de relaxation. Prenez l'haltère dans la main droite. Le bras droit est à la verticale, dans l'alignement de l'épaule. La paume de la main est tournée vers l'intérieur. Stabilisez le bras droit avec votre main gauche. Avant de commencer, éloignez les clavicules l'une de l'autre. Respirez normalement du début à la fin de l'exercice.

↘ Étape par étape

1. Amenez l'haltère derrière l'épaule droite. Seul l'avant-bras bouge.

2. Tendez lentement le bras sans bloquer le coude.

3. Tournez le bras pour orienter la paume de main vers l'extérieur.

4. Approchez lentement l'haltère de l'épaule gauche. Seul l'avant-bras bouge.

5. Tendez le bras à la verticale.

6. Revenez à la position initiale. Les paumes sont à nouveau tournées vers l'intérieur. Faites une série de dix répétitions puis changez de bras.

ATTENTION !

- Saisissez fermement l'haltère. Les poignets sont dans l'alignement du bras.
- La nuque est détendue et les omoplates baissées.
- Si vous mettez un coussin entre vos cuisses, veillez à ne pas basculer le bassin.

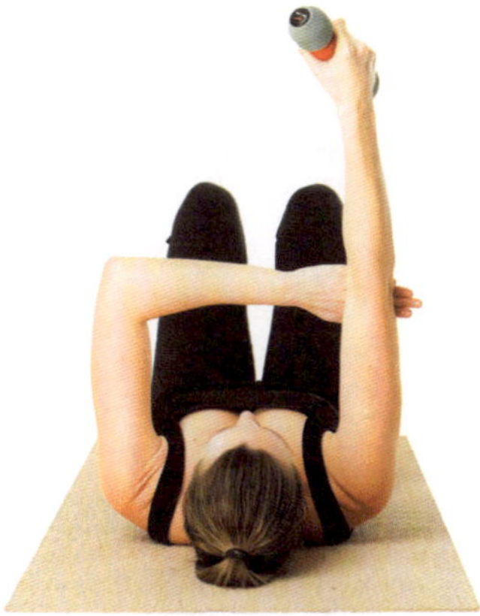

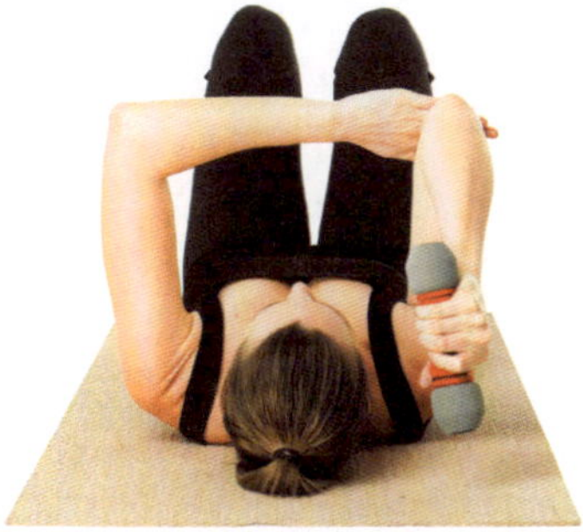

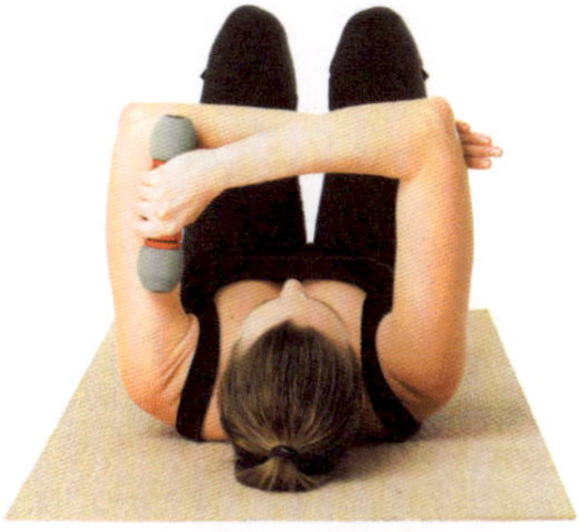

Le cobra
(pour tous)

Un exercice fondamental. En effet, comme vous l'avez certainement noté, nombre d'exercices impliquent une flexion (en avant) de la colonne vertébrale, contrairement à cet exercice, qui est basé sur une extension (en arrière). Il permet donc de rétablir l'équilibre.

↘ Objectif

Étirer doucement la colonne vertébrale et tonifier les muscles du haut du dos.

↘ Position de départ

Vous êtes allongé sur le ventre, le corps aligné, les jambes légèrement plus écartées que les hanches. Tournez les jambes vers l'extérieur. Le mouvement part de l'articulation des hanches. Les paumes sont à plat sur le tapis, les pouces sont au niveau du nez. Les coudes sont pliés à 90°, les clavicules sont ouvertes et éloignées l'une de l'autre.

↘ Étape par étape

1. Inspirez profondément et ouvrez grand la cage thoracique tout en étirant la colonne vertébrale.

2. Expirez, remontez les muscles pelviens, creusez le bas-ventre et – sans relâcher – imaginez que vous essayez de faire rouler une bille pour l'éloigner de votre nez. La tête se soulève légèrement du tapis et vous regardez juste devant vous. Une fois que la tête est dans l'axe du rachis, continuez l'extension de la colonne vertébrale jusqu'à ce que la poitrine ne touche plus le tapis. Étirez votre poitrine.

3. Inspirez et maintenez la position. Les cuisses s'éloignent des hanches tandis que les fessiers se contractent automatiquement.

4. Expirez puis étirez la colonne vertébrale et revenez lentement à la position initiale. La colonne vertébrale est toujours étirée. Répétez l'exercice huit fois de suite.

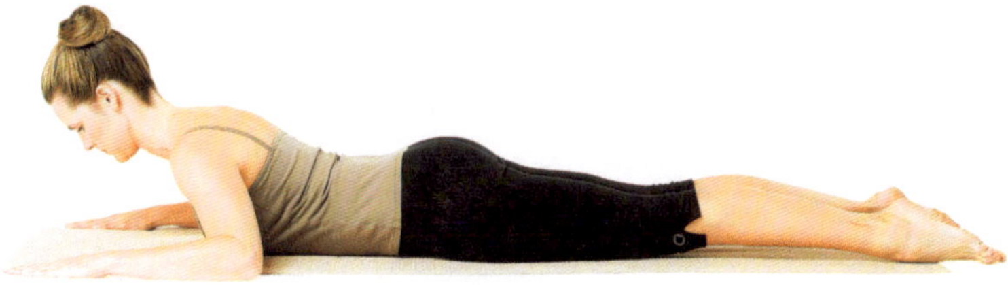

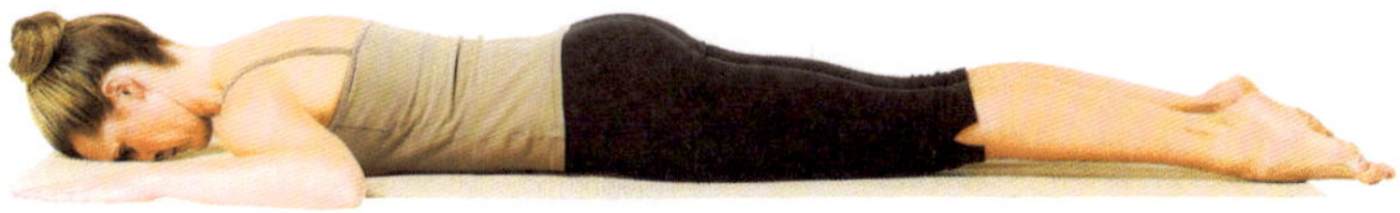

ATTENTION !

• Sollicitez les muscles le long de la colonne vertébrale. Les omoplates glissent naturellement vers le bas du dos à mesure que le buste se soulève. Essayez de ne pas les solliciter.
• Le bas de la cage thoracique reste collé au tapis.
• Les avant-bras restent en contact avec le tapis. Ne trichez pas en prenant appui dessus.
• Les épaules ne sont pas collées aux oreilles.
• Contractez les abdominaux pour décoller le buste et étirez le coccyx afin de ne pas générer de pincement dans le bas du dos.
• Si vous sentez une douleur dans le bas du dos, glissez une serviette de toilette pliée sous votre ventre pour soutenir les lombaires.
• Ne tirez pas la tête en arrière. À la fin du mouvement, vous devez toujours regarder devant vous.

Battements de pieds, sur le ventre *(pour tous et niveau intermédiaire)*

Cet exercice illustre ce que veut dire « être multitâche ». Les battements sont rapides mais, pour mieux contrôler le mouvement, vous pouvez les exécuter plus lentement. À éviter si vous avez des problèmes de genoux.

➔ Pour tous

↘ Objectif

Étirer la face antérieure des cuisses tout en sollicitant les muscles de la face postérieure.

↘ Position de départ

Vous êtes allongé sur le ventre, le corps parfaitement aligné, les jambes jointes, les adducteurs l'un contre l'autre et les orteils tendus. Les mains sont à plat sur le sol et forment un losange, les pouces sont au milieu du front. La tête est en appui sur les mains.

↘ Étape par étape

1. Inspirez profondément et ouvrez grand la cage thoracique.

2. Expirez, remontez les muscles pelviens, creusez le bas-ventre et levez la jambe gauche pour amener le talon vers le centre des fesses. Les orteils sont tendus mais souples. Sans baisser le pied, faites deux battements de pieds rapides. La jambe sur le sol ne bouge pas.

3. Expirez, tendez la jambe gauche et posez-la sur le sol en remontant simultanément a jambe droite. Les genoux restent collés au sol. Faites une série de huit répétitions de chaque côté.

ATTENTION !

- Assurez-vous que la jambe est tirée vers le milieu des fesses.
- Reposez la jambe sur le sol en étirant la face antérieure des hanches. Les hanches et l'os pubien restent collés au sol.
- Le bassin ne bascule pas vers l'avant.

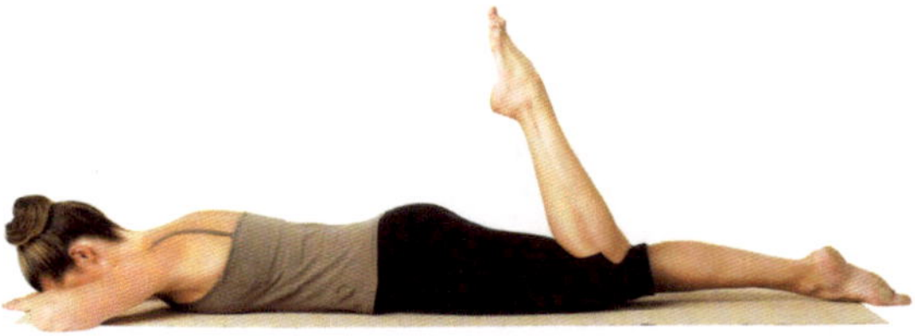

Niveau intermédiaire

Favorisant les extensions, cet exercice est le bienvenu dans un programme riche en flexions.

Objectif

Étirer la face antérieure des cuisses tout en sollicitant les muscles de la face postérieure et en favorisant un étirement abdominal.

Position de départ

Installez-vous comme pour l'exercice page ci-contre, puis poussez sur les bras et, en guidant le mouvement avec le sommet du crâne, décollez le haut du corps du tapis. Contractez les abdominaux pour soutenir le bas du dos.

Étape par étape

1. Inspirez profondément et ouvrez grand la cage thoracique.

2. Expirez, remontez les muscles pelviens, creusez le bas-ventre et – sans relâcher – levez la jambe droite pour amener le talon au milieu des fesses en gardant les orteils tendus mais souples. Sans baisser le pied, faites rapidement deux battements.

3. Expirez en ramenant la jambe droite sur le sol et en montant simultanément la jambe gauche. Faites une série de huit de chaque côté puis, en expirant, étirez le haut du corps et reposez-le sur le sol.

ATTENTION !

- Au moment de l'extension, sollicitez les muscles le long de la colonne vertébrale.
- Les avant-bras restent en contact avec le sol. Ne prenez pas appui dessus.
- Les épaules ne sont pas collées aux oreilles.
- Les abdominaux ne touchent pas le tapis et le coccyx est étiré afin qu'il n'y ait pas de pincement dans le bas du dos.
- Si vous sentez une gêne ou une douleur dans le bas du dos, glissez une serviette de toilette pliée sous votre ventre pour soutenir les lombaires.
- La tête n'est pas tirée en arrière. Fixez un point sur le sol juste devant vous.

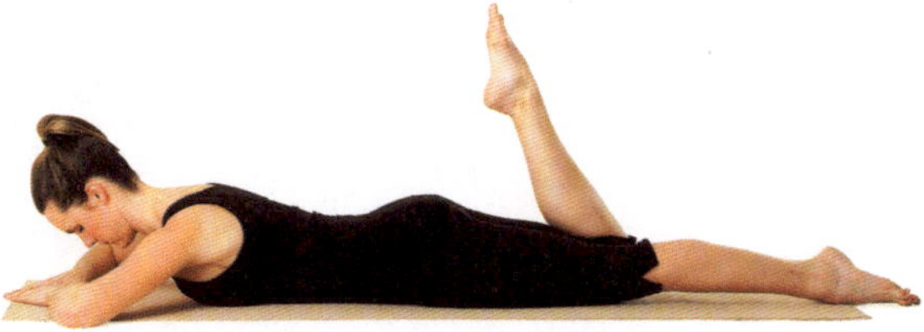

La flèche
(pour tous)

Un exercice que vous ferez à chaque séance. Pour vous lancer de nouveaux défis, essayez les différentes variantes. Idéal pour tonifier les muscles et perdre du poids. Travaillez séparément chaque mouvement indiqué au point 4 et, une fois que vous les maîtrisez, enchaînez-les. Mettez aussi à profit ce que vous avez appris à la page 45.

↘ Objectif

Tonifier les muscles dorsaux, les fessiers et les adducteurs.

↘ Position de départ

Vous êtes allongé sur le ventre, le corps parfaitement aligné. Glissez un coussin plat ou une serviette de toilette pliée sous votre front afin de ne pas entraver la respiration. Les bras sont le long du corps, les paumes vers le plafond. Les jambes sont jointes et parallèles et les orteils tendus.

↘ Étape par étape

1. Inspirez profondément et ouvrez grand la cage thoracique. Imaginez que vous immobilisez une bille avec votre nez.

2. Expirez, remontez les muscles pelviens, creusez le bas-ventre et étirez la colonne vertébrale, la nuque et la tête en imaginant que vous faites rouler la bille. Ouvrez grand les clavicules.

3. Inspirez.

4. Expirez et tournez les bras afin que les paumes soient face à vos cuisses. Les doigts pointent vers les pieds. Les omoplates glissent légèrement vers le bas du dos. Contractez simultanément les fessiers et les adducteurs et, sans décoller les pieds du sol, tirez le haut du corps en arrière. Les doigts se rapprochent des pieds. Visualisez votre corps qui s'étire de plus en plus. Regardez le sol. Le haut du buste est seulement quelques centimètres au-dessus du sol.

5. Inspirez et prenez conscience de votre corps qui s'étire de la pointe des orteils au sommet du crâne.

6. Expirez et ramenez le haut du corps sur le sol. Relâchez les jambes. Répétez huit fois le mouvement avant de passer en position de repos (p. 144).

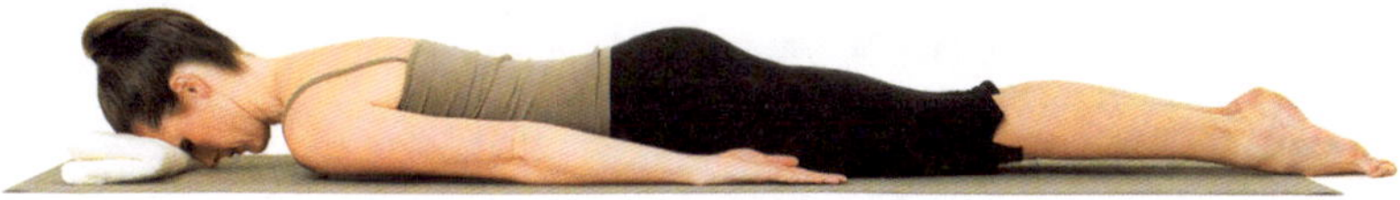

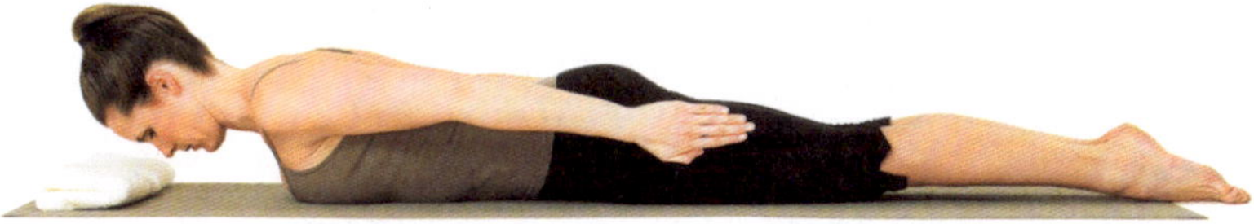

ATTENTION !

• Contractez au maximum les abdominaux inférieurs et étirez le coccyx. Si vous sentez un pincement dans le bas du dos, glissez une serviette de toilette pliée sous votre ventre ; le bas du dos est alors plus étiré.
• Étirez votre dos en sollicitant non pas les omoplates mais les muscles dorsaux.
• La tête n'est pas tirée en arrière. Regardez le tapis.
• Essayez de ne pas serrer les omoplates.
• Vous pouvez faire cet exercice avec les jambes à l'écartement des hanches, parallèles ou tournées vers l'extérieur.

La flèche avec battements de bras *(niveau intermédiaire et avancé)*

Cette variante de la flèche doit sa complexité aux battements de bras, les muscles du haut du dos étant alors plus fortement sollicités. Les bras sont soit à la hauteur des épaules Niveau intermédiaire, soit au-dessus de la tête (niveau avancé).

↘ Position de départ

Voir p. 138.

↘ Étape par étape

1. Inspirez profondément et ouvrez grand la cage thoracique. Imaginez que vous immobilisez une bille avec votre nez.

2. Expirez, remontez les muscles pelviens, creusez le bas-ventre et étirez la colonne vertébrale, la nuque et la tête en imaginant que vous faites rouler la bille. Ouvrez grand les clavicules.

3. Inspirez, tendez un bras à l'horizontale à la hauteur des épaules ou au-dessus de votre tête et faites des battements.

4. Expirez et faites de même avec l'autre bras.

5. Inspirez et ramenez un bras le long du corps.

6. Expirez et ramenez l'autre bras le long du corps.

7. Inspirez et reposez lentement le buste au sol en relâchant les muscles des jambes et des fesses.

Répétez quatre fois l'exercice en alternant la position des bras.

ATTENTION !

- Gardez à l'esprit tout ce que vous avez appris à la page 45.
- Vous devrez peut-être remonter davantage les muscles pelviens et contracter plus fort les abdominaux afin de stabiliser le corps durant les battements de bras.
- Les épaules ne sont pas collées aux oreilles.
- Le dos est tiré en arrière (extension)
- La nuque et la tête sont alignées avec la colonne vertébrale.

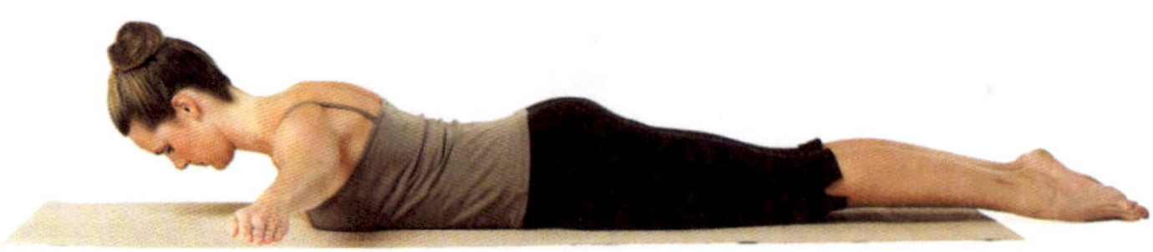

La flèche avec étirement des bras *(niveau intermédiaire)*

Cette variante affine la taille.

↘ Objectif

Solliciter les muscles du dos, de la taille et des fesses ainsi que les adducteurs.

↘ Position de départ

Voir p. 138.

↘ Étape par étape

Suivre les indications 1 à 5 de la flèche avec battements de bras, puis :

6. Expirez et, sans relâcher ni les muscles pelviens ni les abdominaux, faites glisser la main droite le long du corps. Le sternum se soulève de quelques centimètres au-dessus du tapis alors que le corps glisse doucement vers la droite.

7. Inspirez et revenez à la position initiale.

8. Expirez et refaites l'exercice du côté gauche.

9. Inspirez et revenez à la position initiale.

10. Expirez en étirant le haut du corps et en le reposant sur le sol. Relâchez les fessiers, les adducteurs, les muscles pelviens et les abdominaux. Refaites l'exercice quatre fois.

ATTENTION !

• Le mouvement s'effectue sur un seul plan (latéral). Il n'y a pas de torsion et le buste n'est ni trop bas ni trop haut.
• Au moment de l'extension, sollicitez non pas les omoplates mais les muscles du dos.
• La tête bouge avec la colonne.
• Ne serrez pas les omoplates.
• Les pieds restent collés au sol.
• Arrêtez-vous dès que vous sentez une gêne ou une douleur dans le bas du dos. Pour cet exercice, les pieds peuvent aussi être à l'écartement des hanches et les adducteurs et les fessiers relâchés.

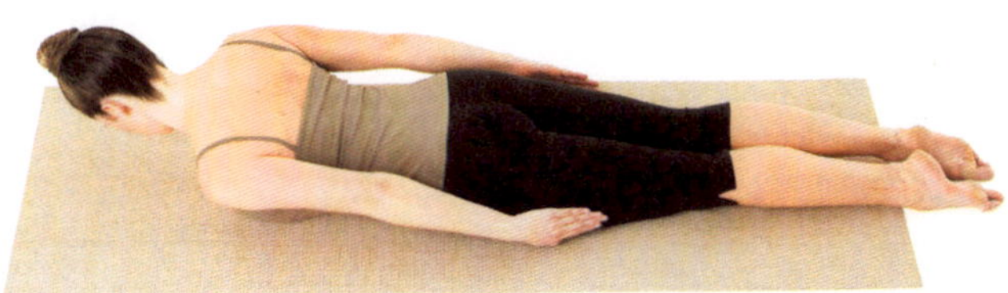

L'étoile
(pour tous)

Un exercice complet qui sollicite les fessiers, améliore la posture et tonifie les muscles du haut du dos.

↘ Objectif

Tonifier les fessiers et les muscles extenseurs du dos. Si vous avez mal au dos lorsque vous êtes allongé sur le ventre, glissez un petit coussin sous votre abdomen pour soutenir les lombaires.

↘ Position de départ

Vous êtes allongé sur le ventre. Les jambes sont tournées vers l'extérieur et légèrement plus écartées que les hanches. Pliez le bras gauche et posez la tête dessus. Tendez le bras droit à la verticale de manière à ce qu'il soit juste un peu au-dessus de l'écartement des épaules. L'épaule n'est pas collée à l'oreille. Le haut du corps est ouvert.

↘ Étape par étape

1. Inspirez pour vous préparer et étirez la colonne vertébrale.

2. Expirez, remontez les muscles pelviens, creusez le bas-ventre et soulevez doucement le haut de votre dos. Le bras gauche et la tête suivent le mouvement et se soulèvent également alors que la jambe droite s'étire et quitte le sol (à une hauteur maximale de 5 cm).

3. Inspirez et maintenez la position.

4. Expirez et étirez votre corps en ramenant le bras, la tête et la jambe sur le sol.

Faites une série de cinq puis une autre série de cinq en changeant de côté.

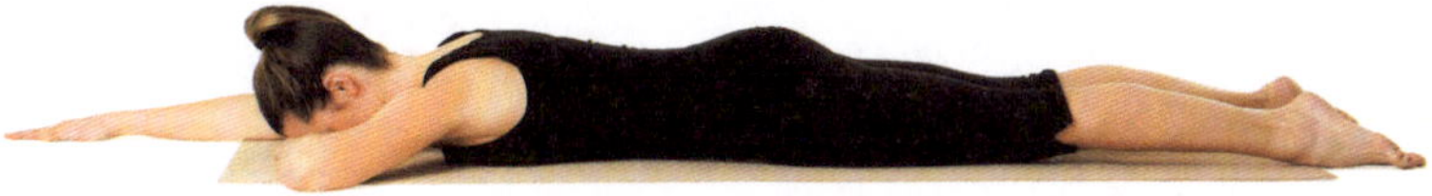

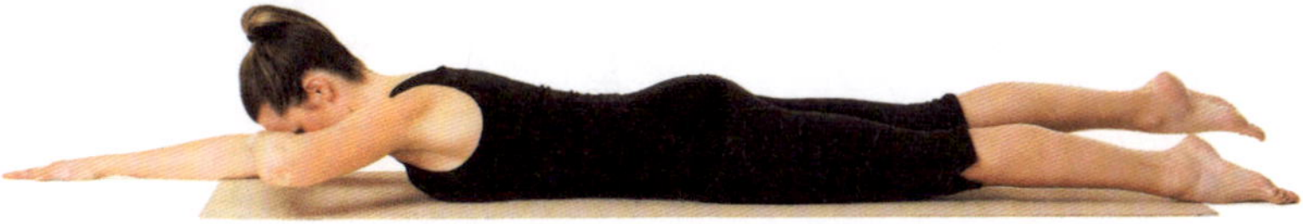

ATTENTION !

• Les deux hanches sont collées au sol.
• Le fémur est étiré et s'éloigne le plus possible de l'articulation de la hanche.
• L'erreur la plus courante est de lever la jambe trop haut. C'est l'étirement qui compte, pas la hauteur.
• Pour décoller le buste, ne poussez pas sur le bras au sol mais contractez les muscles le long de la colonne vertébrale et au milieu du dos.

Position de repos *(pour tous)*

Une manière naturelle d'étirer votre dos après tout type d'exercice basé sur une extension de la colonne vertébrale. À éviter si vous avez des problèmes de genoux car la position comprime les articulations. Vous pouvez aussi glisser un coussin sous vos genoux.

↘ Objectif

Étirer les muscles du dos et les adducteurs.

↘ Position de départ

Vous êtes à quatre pattes, les pieds joints et les genoux écartés.

↘ Étape par étape

1. Amenez doucement les fesses sur les pieds (pas entre les pieds) sans lever ni la tête ni les mains. Détendez-vous. Les bras sont tendus au maximum. L'arrière de la cage thoracique s'élargit alors que vous respirez profondément. Plus les genoux sont écartés, plus les adducteurs sont étirés.

2. Inspirez profondément dix fois de suite afin que l'air pénètre à l'arrière de la cage thoracique.

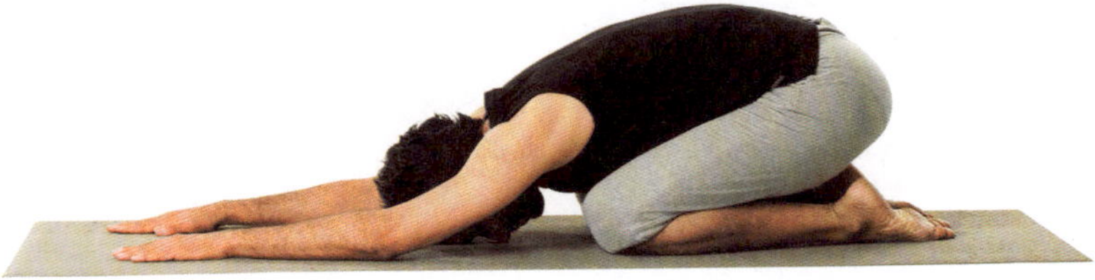

QUITTER LA POSITION DE REPOS

Sur l'expiration, remontez les muscles pelviens, creusez le bas-ventre et déroulez lentement le buste, vertèbre après vertèbre. Le coccyx pointe vers le sol et l'os pubien bascule vers l'avant. La tête se redresse en dernier. Redressez-vous lentement en prenant pleinement conscience du mouvement.

Vos séances Pilates

Pour vous aider dans vos séances, il m'a paru judicieux de proposer des associations qui tiennent compte des aptitudes et du temps disponible de chacun. Dans ce chapitre, vous découvrirez plusieurs manières d'associer les exercices en sollicitant équitablement les différentes parties du corps. je vous propose des associations à durée variable (15, 30 et 60 minutes) et en fonction du niveau de chacun puisqu'elles reprennent les classifications données dans les exercices : « pour tous », « niveau intermédiaire » et « niveau avancé ». Ne soyez pas tenté de faire plus que 2 h 30 de Pilates par semaine car, dans le cadre d'un programme pour perdre du poids, il convient de pratiquer également des exercices stimulant le système cardiovasculaire (voir page 166).

Pour construire vos séances

Organisez le déroulement des séance et notez les exercices dans l'ordre choisi. Si vous n'avez rien préparé, vous risquez de faire toujours la même séance, ce qui, à terme, n'est pas très motivant. Varier les plaisirs ne peut qu'être bénéfique pour le corps et l'esprit !

1. Préparez votre corps. N'oubliez pas qu'il faut quelques minutes pour éliminer les tensions et contrôler sa respiration. À la différence des exercices stimulant le système cardiovasculaire, la méthode Pilates ne nécessite pas de commencer une séance par des échauffements et de la terminer par des étirements. La plupart des exercices stimulent à la fois le corps et l'esprit, qui travaillent alors en symbiose.

2. Incluez toujours des exercices stimulant la colonne vertébrale : flexion, rotation, extension, flexion latérale. Toute extension doit être suivie de la position de repos (p. 144).

3. Mariez des exercices sollicitant le haut du corps et des exercices sollicitant le bas du corps (voir ci-dessus). En effet, si la méthode Pilates fait travailler toutes les parties du corps, certains exercices sont plus ciblés. Trouvez un équilibre.

4. Regroupez les exercices dont la position de départ est la même afin d'éviter de changer sans cesse de position.

5. Associez des exercices de renforcement musculaire et des exercices d'assouplissement qui « ouvrent » et étirent le corps.

6. Terminez chaque séance avec des exercices favorisant le centrage (stabilité centrale) et concentrez-vous sur votre respiration.

7. Basez-vous sur ce que vous venez de faire pour planifier la séance suivante. Soyez à l'écoute de votre corps. Répéter des exercices qui ne vous demandent aucun effort est facile mais sachez que ce sont rarement ceux-là qui vous font le plus de bien !

↘ En début de séance

- Enroulements de la colonne avec une écharpe (p. 58)
- Fermeture de la cage thoracique avec glissement de jambes (p. 54)
- L'étoile de mer (p. 48)
- Rotations de la nuque et flexion du menton (p. 49)
- Flexion des genoux avec une écharpe (p. 62)
- Marcher sur place (p. 162)

↘ Flexions

- Enroulements du tronc (p. 50 et 64)
- Enroulements croisés avec glissement de jambe (p. 68)
- Le hundred (p. 70)
- Étirements de la jambe (p. 78)
- Les ciseaux (p. 84)
- Enroulements de la colonne avec une écharpe (p. 58)

- Renforcement des fessiers (p. 60)
- Enroulements dorsaux (p. 92)

Rotations

- Rotations des hanches (p. 88)
- Rotation du buste (p. 130)
- Flexion latérale, genoux au sol (p. 124)

Extensions

- Le cobra (p. 134)
- L'étoile (p. 142)
- La flèche (p. 138)
- La flèche avec battements de bras (p. 140)
- La flèche avec étirement des bras (p. 141)
- Battements de pieds, allongé sur le ventre (p. 136)

Flexions latérales

- Flexion latérale, genoux au sol (p. 124)
- Flexion latérale, genoux au sol, avec rotation (p. 126)
- Flexion latérale en position debout, genoux fléchis (p. 128)
- La flèche avec étirement des bras (p. 141)

Pour stimuler le haut du corps

- Pompes en position latérale (p. 100)
- La table (p. 96)
- Traction arrière de la jambe (p. 102)
- Triceps et biceps (p. 132)
- Rotations des hanches (p. 88)
- Ouverture opposée bras/jambe (p. 56)

Pour stimuler le bas du corps

- Cercles avec la jambe (p. 90)
- L'huître (p. 106)
- Flexions avant et arrière de la jambe en position latérale (p. 108)
- Renforcement des abducteurs (p. 112)
- Renforcement des adducteurs (p. 114)
- La torpille (p. 116)
- Rotation du buste (p. 130)
- Étirement des fléchisseurs de la hanche et des ischio-jambiers (p. 120)
- Battements de pieds, sur le ventre (p. 136)

ATTENTION !

En fin d'ouvrage, vous trouverez une table de tous les exercices, répartis par niveau : principes de base, pour tous, niveau intermédiaire et niveau avancé.

Pour tous

↘ Pour tous en 15 minutes

1. L'étoile de mer (p. 48)
2. Le hundred (p. 70)
3. La torpille (p. 116)
4. Enroulements du tronc (p. 50)
5. Enroulements croisés avec glissement de jambe (p. 68)
6. La flèche (p. 138)
7. Enroulements de la colonne avec une écharpe (p. 58)
8. Rotations des hanches (p. 88)
9. Position de repos (p. 144)

↘ Pour tous en 30 minutes

10. Flexion des genoux avec une écharpe (p. 62)
11. Étirements de la jambe (p. 82)
12. L'huître (p. 106)
13. Le cobra (p. 134)
14. Enroulements du tronc (p. 50)
15. Triceps et biceps (p. 32)
16. Renforcement des abducteurs et des adducteurs (p. 106)
17. La table (p. 96)
18. Enroulements de la colonne avec une écharpe (p. 58)
19. Étirement des fléchisseurs de la hanche et des ischio-jambiers (p. 120)
20. Flexion latérale, genoux au sol (p. 124)
21. Position de repos (p. 144)

22. ↘ Pour tous en 60 minutes

1. Rotations de la nuque et flexions du menton (p. 70)
2. Enroulements du tronc (p. 68)
3. Étirements de la jambe (p. 78)
4. L'huître (p. 106)
5. Fermeture de la cage thoracique avec glissement de jambe (p. 54)
6. Enroulements croisés avec glissement de jambe (p. 68)
7. Étirement des fléchisseurs de la hanche et des ischio-jambiers (p. 120)
8. La torpille (p. 116)
9. Enroulements de la colonne avec une écharpe (p. 58)
10. Le hundred (p. 70)
11. Rotations des hanches (p. 88)
12. Flexions avant et arrière de la jambe en position latérale (p. 108)
13. Cercles avec la jambe (p. 90)
14. La table (p. 96)
15. Rotation du buste (I) (p. 90)
16. Battements de pieds, sur le ventre (p. 136)
17. Position de repos (p. 144)
18. Position debout (p. 25)
19. La flèche (p. 138)
20. Flexion latérale, genoux au sol (p. 124)

Niveau intermédiaire

↘ Intermédiaire en 15 minutes

1. Fermeture de la cage thoracique avec glissement de jambe (p. 54)

2. Rotations des hanches (p. 88)

3. Position de repos (p. 144)

4. Flexion des genoux avec une écharpe (p. 62)

5. La torpille (p. 118)

6. Flexion latérale, genoux au sol (p. 124)

7. Enroulements de la colonne avec une écharpe (p. 58)

8. L'étoile (p. 142)

9. Position debout (p. 25)

↘ Intermédiaire en 30 minutess

1. L'étoile de mer (p. 48)

2. Le hundred (p. 70)

3. Enroulement dorsaux (p. 92)

4. Enroulements de la colonne avec une écharpe (p. 58)

5. Ciseaux (p. 84)

6. Pompes en position latérale (p. 100)

7. Étirement des fléchisseurs de la hanche et des ischio-jambiers (p. 120)

8. Rotations des hanches (p. 88)

9. Renforcement des abducteurs (p. 112)

10. Renforcement des adducteurs (p. 114)

11. La flèche avec battements de bras (p. 140)

12. Le cobra (p. 134)

13. Cercles avec la jambe (p. 67)

14. La flèche (p. 138)

15. Position de repos (p. 144)

↘ Intermédiaire en 60 minutes

1. Fermeture de la cage thoracique avec glissement de jambe (p. 54)

2. Le hundred (p. 72)

3. Étirement des fléchisseurs de la hanche et des ischio-jambiers (p. 120)

4. Triceps et biceps (p. 132)

5. Flexion des genoux avec une écharpe (p. 62)

ATTENTION !

• N'oubliez pas de toujours faire suivre les exercices d'extension de la colonne vertébrale par un étirement (position de repos).

• N'oubliez pas de travailler le côté droit et le côté gauche sur les exercices que vous faites allongé au sol en position latérale (renforcement des abducteurs, par exemple).

6. Enroulements croisés avec glissement de jambe (p. 68)
7. Ciseaux (p. 84)
8. L'huître (p. 106)
9. Renforcement des fessiers (p. 82)
10. Étirements de la jambe (p. 60)
11. Rotations des hanches (p. 88)
12. Flexions avant et arrière de la jambe en position latérale (p. 108)
13. La torpille (p. 118)
14. Rotation du buste (p. 90)
15. Battements de pieds, sur le ventre (p. 122)
16. Pompes en position latérale (p. 100)
17. Le cobra (p. 134)
18. La table (p. 96)
19. Position debout (p. 25)
20. L'étoile (p. 142)
21. Position de repos (p. 144)

Niveau avancé

↘ Avancé en 15 minutes

1. L'étoile de mer (p. 48)
2. Étirements de la jambe (p. 78)
3. La flèche avec étirement des bras (p. 104)
4. Étirement des fléchisseurs de la hanche et des ischio-jambiers (p. 120)
5. La torpille (p. 118)
6. Position de repos (p. 144)
7. Le hundred (p. 76)
8. Traction arrière de la jambe avec pompes (p. 104)
9. Rotation du buste (p. 130)

↘ Avancé en 30 minutes

1. Flexion des genoux avec une écharpe (p. 62)
2. Enroulements croisés avec glissement de jambe (p.6854)
3. Rotations des hanches (p. 88)
4. Renforcement musculaire des fessiers (p. 60)
5. Le hundred (p. 76)
6. Enroulement dorsaux (p. 94)
7. Étirement des fléchisseurs de la hanche et des ischio-jambiers (p. 120)
8. Ciseaux (p. 84)
9. Pompes en position latérale (p. 100)
10. Flexion de la jambe en position latérale (p. 110)
11. Traction arrière de la jambe avec pompes (p. 104)
12. La torpille (p. 118)
13. La flèche avec étirement des bras (p. 141)
14. Rotation du buste (p. 130)
15. Position de repos (p. 144)

↘ Avancé en 60 minutes

1. Fermeture de la cage thoracique avec glissement de jambe (p. 54)

2. Renforcement musculaire des fessiers (p. 60)

3. Le hundred (p. 76)

4. Rotations des hanches (p. 88)

5. Étirement des fléchisseurs de la hanche et des ischio-jambiers (p. 120)

6. Ciseaux (p. 84)

7. Enroulement dorsaux (p. 92)

8. Enroulements du tronc (p. 64)

9. Étirements de la jambe (p. 78)

10. Triceps et biceps (p. 132)

11. Traction arrière de la jambe avec pompes (p. 104)

12. Renforcement des abducteurs (p. 112)

13. Flexion latérale, genoux au sol (p. 126)

14. Position de repos (p. 144)

15. Renforcement des adducteurs (p. 114)

16. Battements de pieds, allongé sur le ventre (p. 136)

17. Position debout (p. 23)

18. Flexion du buste en arrière, genoux au sol (p. 25)

19. La flèche avec battements de bras (p. 140)

ATTENTION !

• N'oubliez pas de toujours faire suivre les exercices d'extension de la colonne vertébrale par un étirement (position de repos).
• N'oubliez pas de travailler le côté droit et le côté gauche sur les exercices que vous faites allongé au sol en position latérale (renforcement des abducteurs, par exemple).

Sculptez votre silhouette

Dans cette section, je vous propose cinq séances destinées à faire plus particulièrement travailler certaines parties du corps. Une séance dure environ 20 minutes. Même si les exercices sont variés afin qu'aucun muscle ne soit oublié, limitez-vous à deux séances par semaine. Pour atteindre les 150 minutes hebdomadaires recommandées, reportez-vous au chapitre précédent. Comme toujours, soyez à l'écoute de votre corps et attendez de maîtriser un niveau pour passer au suivant.

ATTENTION !

N'oubliez pas de faire suivre les exercices d'extension de la colonne par la position de repos.

↘ Les abdominaux

1. Flexion des genoux avec une écharpe (p. 62)

2. Le hundred (p. 72)

3. Ciseaux (p. 84)

4. Le cobra (p. 134)

5. Enroulements de la colonne avec une écharpe (p. 58)

6. Rotations des hanches (p. 88)

7. Enroulement dorsaux (p. 92)

8. La flèche avec étirement des bras (p. 141)

9. Enroulements du tronc (p. 64)

10. Étirements de la jambe (p. 82)

11. La torpille (p. 116)

↘ La taille

1. Flexion des genoux avec une écharpe (p. 62)

2. Enroulements croisés avec glissement de jambe (p. 68)

3. Flexion latérale, genoux au sol (p. 124)

4. Renforcement des abducteurs (p. 112)

5. Enroulements de la colonne avec une écharpe (p. 58)

6. Rotations des hanches (p. 88)

7. Rotation du buste (p. 90)

8. Renforcement des adducteurs (p. 114)

9. Enroulements du tronc (p. 64)

10. La table (p. 96)

11. La torpille (p. 116)

12. La flèche avec étirement des bras (p. 141)

↘ Les fesses et les cuisses

1. Enroulements de la colonne avec une écharpe (p. 58)

2. Flexions avant et arrière de la jambe en position latérale (p. 110)

3. Flexion du buste en arrière, genoux au sol (p. 122)

4. Battements de pieds, sur le ventre (p. 136)

5. Renforcement musculaire des fessiers (p. 60)

6. Renforcement des abducteurs (p. 112)

7. Rotation du buste (p. 90)

8. Étirement des fléchisseurs de la hanche et des ischio-jambiers (p. 120)

9. L'huître (p. 106)

10. Renforcement des adducteurs (p. 114)

11. Cercles avec la jambe (p. 90)

↘ Les bras

1. Fermeture de la cage thoracique avec glissement de jambe (p. 54)

2. Le hundred (p. 70)

3. Pompes en position latérale (p. 100)

4. L'étoile (p. 142)

5. Ouverture opposée bras/jambe (p. 56)

6. Rotations des hanches (p. 88)

7. Flexion latérale, genoux au sol (p. 124)

8. La flèche avec battements de bras (p. 140)

9. Enroulements de la colonne avec une écharpe (p. 58)

10. Triceps et biceps (p. 132)

11. Traction arrière de la jambe avec pompes (p. 104)

12. La table (p. 90)

Le Pilates au quotidien

Difficile de faire ses exercices de Pilates à un moment précis de la journée et d'oublier les recommandations qui les accompagne le reste du temps... La méthode Pilates fait désormais partie de votre quotidien. Vous pouvez, à chaque instant, avoir conscience de vos mouvements et de votre posture pour mieux les contrôler et les corriger. Par exemple, veillez à avoir le dos droit lorsque vous êtes debout, que vous marchez ou que vous êtes assis. Je ne vous demande pas d'avoir les muscles pelviens et les abdominaux contractés 24 heures sur 24 mais saisissez toutes les occasions pour mettre en application ce que vous avez appris au début de cet ouvrage. Lorsque vous êtes assis à votre bureau ou au volant de votre voiture, essayez d'éliminer toute tension dans votre nuque et vos épaules. Ouvrez la poitrine et contrôlez votre respiration. Dans ce chapitre, vous trouverez quelques exercices à pratiquer au travail ou pendant vos déplacements.

Devant votre bureau

Pourquoi ne pas vous asseoir quelques heures par jour sur un ballon de gymnastique plutôt que sur une chaise ? En effet, pour rester en équilibre, vous êtes obligé de contracter les muscles de votre centre d'énergie et de garder le dos droit. Dès que votre posture n'est plus correcte, vous tombez ! Une manière efficace de solliciter vos muscles au quotidien. Vous pouvez aussi opter pour un coussin de positionnement en caoutchouc (voir p. 184), qui permet d'avoir une assise dynamique et de garder le dos droit.

Torsion latérale en position assise

Un fabuleux exercice pour la colonne vertébrale, la taille et les muscles du « facteur X » (voir p. 50). Si vous souffrez du dos, prenez l'avis de votre médecin. Cet exercice (à faire sur un siège de bureau monté sur vérin) favorise les rotations du rachis tout en veillant à ce qu'il reste stable, et il stimule les obliques (rien n'est plus agréable qu'un étirement du dos après plusieurs heures passées à taper sur le clavier d'un ordinateur).

1. Vous êtes assis, le dos droit, le poids du corps réparti sur les deux ischions. Rapprochez vos pieds et posez-les sur le pied de la chaise (sinon, décollez-les du sol de quelques centimètres ; vous devrez alors solliciter plus fortement vos abdominaux). Posez les mains à plat sur le bureau, les bras étant légèrement plus écartés que les épaules.

2. Inspirez, ouvrez grand la cage thoracique et grandissez-vous au maximum.

3. Expirez, remontez les muscles pelviens, creusez le bas-ventre et, sans relâcher ces muscles ni bouger le haut du buste, faites une rotation du bas du corps. Le siège

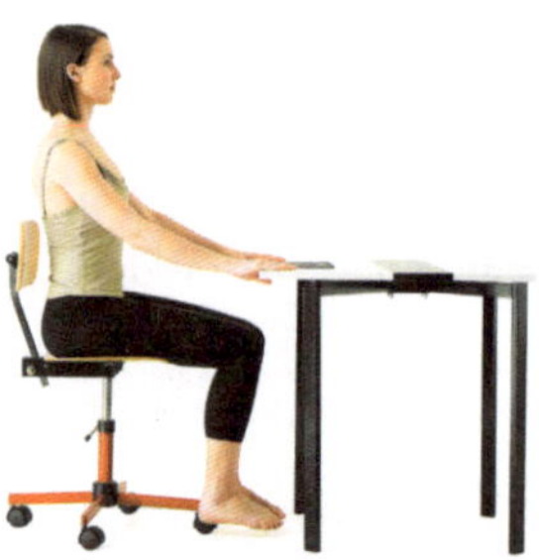

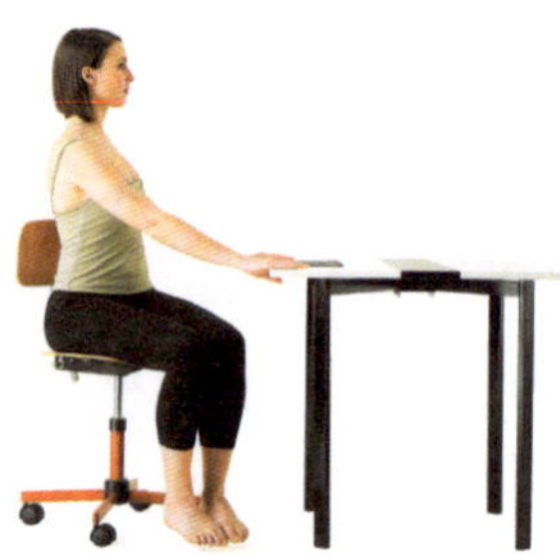

tourne en même temps. Le haut du corps reste parallèle au bureau.

4. Inspirez et revenez lentement à la position initiale. Répétez dix fois le mouvement d'un côté puis de l'autre.

ATTENTION !

- La colonne vertébrale est l'axe central. Imaginez un bâton qui descend du sommet de la tête au coccyx. Le rachis est étiré mais ses courbures naturelles sont respectées.
- Les épaules sont ouvertes et basses.
- Les adducteurs se touchent.

Torsion de la nuque

Cet exercice est idéal pour étirer la poitrine quand les épaules se sont voûtées pendant plusieurs heures devant un ordinateur. Peut également être fait en position debout.

1. Vous êtes assis ou debout, le dos droit. Positionnez vos mains comme si vous teniez un plateau. Les paumes sont tournées vers le plafond et les coudes collés à la taille. Remontez doucement les muscles pelviens et contractez les abdominaux.

2. Inspirez, ouvrez grand la cage thoracique et grandissez-vous au maximum. Sans relâcher ni les muscles pelviens ni les abdominaux, tournez le bras droit sur le côté droit et la tête sur le côté gauche. Le coude reste collé à la taille.

3. Expirez et revenez à la position initiale. Faites une série de cinq répétitions puis changez de côté.

ATTENTION !

- La rotation du bras part de l'articulation.
- Ne serrez pas les omoplates.
- Les épaules sont basses.
- La main, le poignet et le coude sont parfaitement alignés.
- Arrêtez la rotation de la tête dès que vous sentez une gêne.
- La tête tourne autour d'un axe central. Suivez des yeux une ligne horizontale imaginaire.

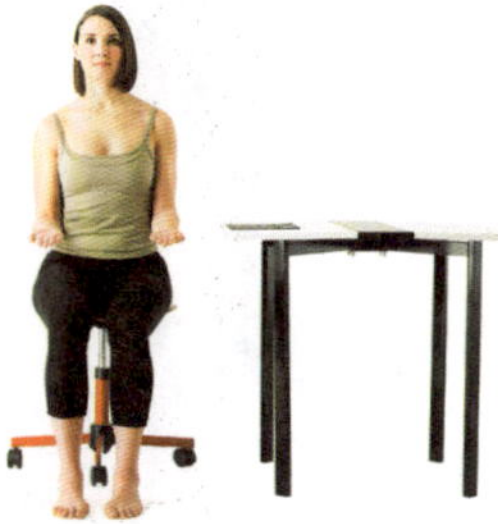

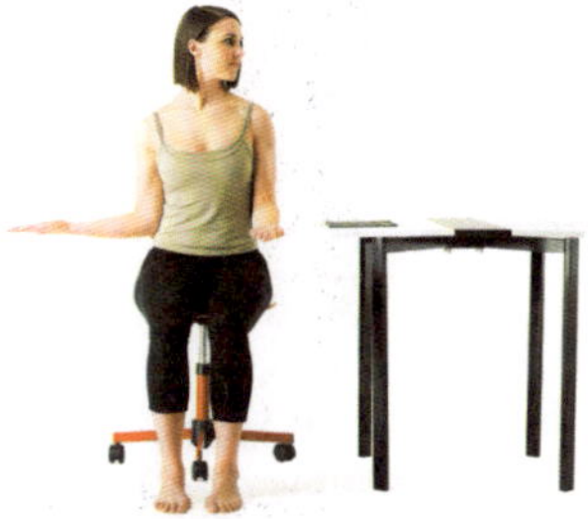

En position debout

Quand vous circulez dans votre espace de travail, vous pouvez mettre à profit la configuration des lieux (escaliers, murs) pour faire quelques exercices qui permettent d'éliminer certaines tensions tout en vous musclant.

La marche

Installez-vous à proximité de la dernière marche d'un escalier et prenez appui sur la rampe ou le mur. Cet exercice stimule les muscles des jambes et les fessiers. Évitez-le si vous êtes blessé. À pratiquer les pieds nus ou, éventuellement, avec des chaussures plates et souples.

1. Posez le pied droit sur la marche en faisant face au mur. Tenez-vous à la rampe ou au mur. Sur le bord de la marche, collez les talons de manière à ce que vos pieds forment un « V ». Les jambes sont tournées vers l'extérieur à partir de l'articulation de la hanche, comme dans la flexion latérale en position debout (p. 128).

2. Inspirez profondément, ouvrez grand la cage thoracique et grandissez-vous au maximum.

3. Expirez, contractez les abdominaux et fléchissez le genou droit pour l'amener juste au-dessus du milieu du pied. La jambe gauche descend de la marche. Il est primordial que les hanches restent au même niveau.

4. Inspirez et maintenez la position.

5. Expirez et tendez lentement la jambe droite. Les fessiers sont alors

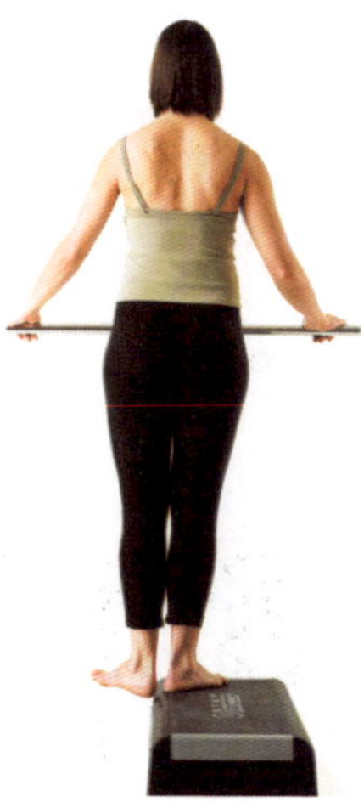

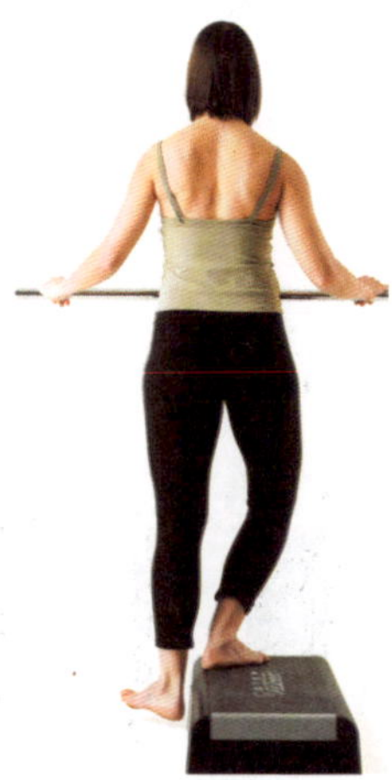

sollicités. Faites une série de dix répétitions puis changez de côté.

ATTENTION !

- La tête, la cage thoracique et le bassin restent alignés. Les fesses ne ressortent pas.
- Lorsque vous tendez la jambe, poussez sur le sol et étirez simultanément le plus possible la colonne vertébrale (travaillez les oppositions).
- Lorsque vous tendez la jambe, contractez les abdominaux.
- La taille est étirée. Gardez à l'esprit le « facteur X » (p. 50).

Étirement des quadriceps

Ne cambrez pas le dos mais gardez le corps parfaitement aligné. À pratiquer les pieds nus ou avec des chaussures plates et souples. Si vous avez mal à un genou, demandez l'avis d'un médecin. Si vous n'arrivez pas à attraper votre pied avec votre main, utilisez une écharpe.

1. Vous êtes debout, le dos droit. Prenez appui sur un mur ou le dos d'une chaise.

2. Inspirez profondément, ouvrez grand la cage thoracique et grandissez-vous.

3. Expirez, remontez les muscles pelviens et contractez les abdominaux. Fléchissez le genou gauche pour saisir la cheville (ou le pied si c'est plus facile). Le dos reste droit et les hanches sont au même niveau.

4. Approchez le pied des fesses en veillant à ce que le genou ne soit pas trop en arrière mais reste aligné avec la jambe droite. La colonne vertébrale est étirée et le coccyx baissé.

5. Maintenez pendant 30 secondes l'étirement en respirant normalement, ou jusqu'à ce que le muscle soit complètement relâché. Refaites le mouvement une fois puis changez de jambe.

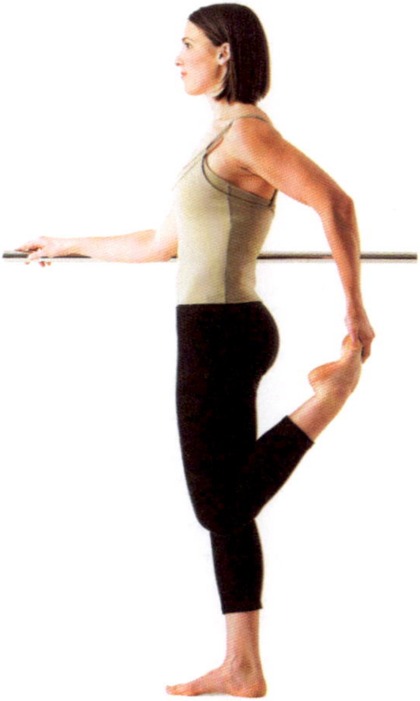

En voyage

La thrombose veineuse profonde ou « thrombose du voyageur » est un trouble très médiatisé. Non que ce phénomène soit nouveau, mais ce problème dû à l'immobilité est très fréquent chez les personnes qui voyagent en avion, notamment sur des longues distances.

Mais vous pouvez aussi en souffrir si vous restez trop longtemps assis en voiture, dans un train, devant votre bureau ou vore écran de télévision. La solution? Ne pas rester sans bouger plus de deux heures consécutives. Et n'oubliez pas non plus de décontracter régulièrement nuque, épaules ou chevilles.

Marcher sur place

Un exercice efficace pour prévenir les problèmes de circulation sanguine.

1. Tenez-vous à un mur ou au dos d'une chaise, le dos droit, les pieds joints ou à l'écartement des hanches et commencez à marcher sur place.

2. Prenez appui sur la partie antérieure de la plante des pieds puis baissez un talon.

3. Restez en appui sur l'autre pied, le genou légèrement fléchi (juste au-dessus du milieu du pied).

4. Baissez le talon et prenez appui sur l'autre pied en transférant le poids du corps. Les hanches ne bougent pas, la colonne est étirée.

5. Continuez à marcher sur place pendant 2 minutes. À faire pieds nus ou avec des chaussures plates et souples.

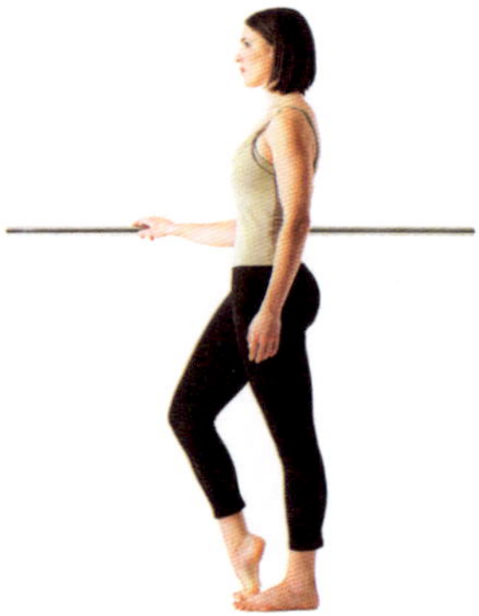

Renforcement musculaire des jambes

Incroyablement efficace, cet exercice stimule la circulation sanguine et tonifie les muscles des jambes. À pratiquer de préférence sur une marche (à même le sol, l'étirement du mollet sera moins prononcé mais les muscles travaillent quand même), pieds nus ou avec des chaussures plates et souples.

1. Vous êtes debout, le dos droit, les pieds parallèles et à l'écartement des hanches. Si vous montez sur une marche, tenez-vous à la rampe (pour des raisons de sécurité, installez-vous sur la première marche). La partie antérieure des pieds est en appui sur la marche, les

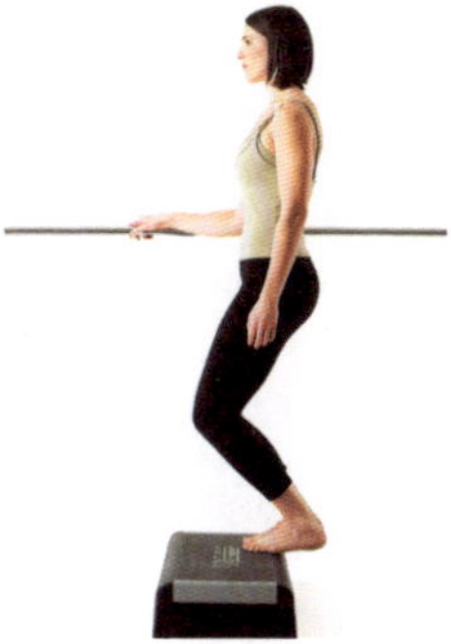

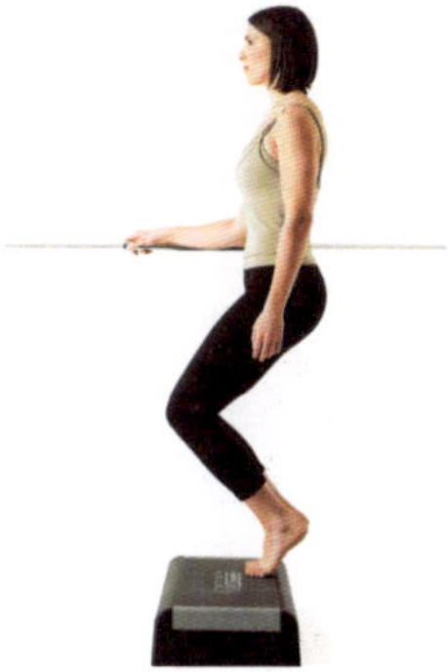

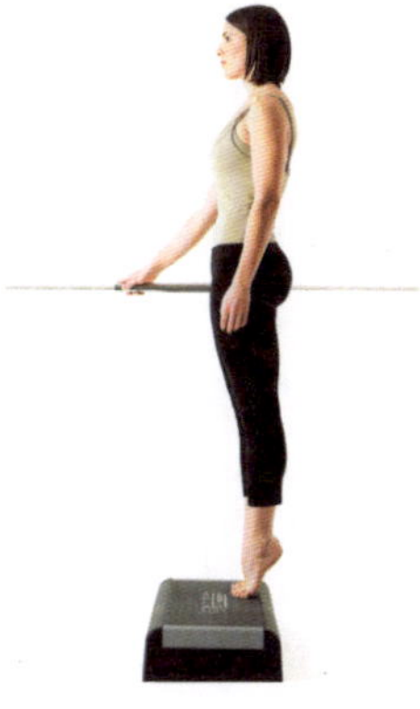

voûtes plantaires et les talons sont décollés.

2. Du début à la fin de l'exercice, respirez normalement. Les muscles pelviens sont remontés, les abdominaux contractés.

3. Les genoux sont fléchis et placés à la verticale des orteils. Gardez une bonne posture et n'inclinez pas le haut du corps vers l'avant ni vers l'arrière.

4. Poussez sur la partie antérieure de la plante des pieds. Les genoux sont toujours fléchis, le corps est parfaitement aligné du sommet de la tête aux pieds. Les fesses ne ressortent pas.

5. Tendez doucement les jambes tout en restant en appui sur la plante des pieds.

6. Baissez les talons jusqu'à ce que vous ressentiez un étirement dans les mollets (si vous êtes sur une marche) ou que vous soyez en contact avec le sol.

ATTENTION !

- La tête, la cage thoracique et le bassin sont stables et dans le même alignement.
- Les genoux fléchis sont à l'aplomb de vos orteils.
- Les pieds ne doivent pas se tourner vers l'intérieur ni vers l'extérieur.

Étirement des épaules

1. Vous êtes debout ou assis, les mains croisées et les paumes tournées vers l'extérieur.

2. Levez les bras à la verticale, les épaules remontent vers les oreilles. Faites lentement descendre les omoplates. Ne tirez pas vos bras trop en arrière mais laissez-les au niveau des oreilles. Répétez cinq fois le mouvement.

Rotations des chevilles

1. Vous êtes assis, le dos droit. Si possible, glissez un pull-over plié sous votre cuisse droite, juste au-dessus du genou. Si non, prenez votre cuisse entre vos mains en veillant à ce que le poids de votre corps soit réparti sur les ischions.

2. Dessinez dix cercles dans le sens des aiguilles d'une montre avec le pied droit puis dix cercles dans le sens contraire. Le mouvement part de l'articulation. La colonne vertébrale est en position neutre, le dos n'est pas cambré.

Rotations du nez

Idéal pour éliminer les tensions dans la nuque.

1. Vous êtes assis, le dos droit. Les épaules sont ouvertes, relâchées et baissées.

2. Imaginez une petite spirale juste devant votre nez. Dessinez des cercles avec votre nez. Le mouvement est contrôlé (la tête suit le mouvement). Les cercles partent du milieu de la spirale pour devenir de plus en plus grands. Les mâchoires sont décontractées.

3. Dessinez ensuite des cercles de plus en plus petits dans le sens contraire. Répétez l'exercice cinq fois de suite.

Programme pour mincir

Les exercices de Pilates favorisent le développement de la masse musculaire. pour perdre du poids, il convient de les associer à un programme d'exercices aérobiques, qui solliciteront le système cardiovasculaire, et de modifier durablement aussi bien son alimentation que son mode de vie.

Pour perdre vos kilos en trop et être en parfaite santé, suivez les recommandations figurant dans ce chapitre. Vous y trouverez de l'aide pour élaborer un programme d'exercices aérobiques efficaces, ainsi que des éléments de réflexion pour adopter éventuellement une alimentation plus saine et plus équilibrée, et un mode de vie moins stressant (car nous savons tous que le stress est un facteur important de prise de poids). À la fin du chapitre, nous vous proposons aussi quelques trucs pour optimiser vos séances de Pilates.

Votre entraînement

L'idéal serait de vous entraîner cinq heures par semaine réparties de la manière suivante : 2h30 d'exercices empruntés à la méthode Pilates et 2h30 d'exercices aérobiques, ce qui, je vous l'accorde peut sembler énorme. Les activités aérobiques peuvent être réparties sur toute la journée et passer inaperçues dans votre emploi du temps.

Les exercices aérobiques

On entend par exercices stimulant le système cardiovasculaire des exercices qui font travailler tous les groupes de muscles importants tels que les muscles des jambes. On associe souvent les termes « fitness » (remise en forme) et « aérobique » car les exercices proposés utilisent l'oxygène comme source d'énergie pour exécuter un mouvement et solliciter le cœur, les poumons et le système circulatoire. Tout exercice physique qui stimule le cœur et augmente la fréquence cardiaque est une forme d'exercice aérobique. Par ailleurs, ce type d'exercice brûle plus de calories que des exercices plus doux.

Non seulement les exercices aérobiques vous aident à perdre du poids mais, en plus, ils ont un effet bénéfique sur le cœur, les poumons et le système respiratoire ; ils diminuent les risques de souffrir d'une maladie cardiaque ou d'hypertension artérielle, augmentent les taux de bon cholestérol et de triglycérides dans le sang et favorisent la sécrétion d'endorphines, hormones qui diminuent le stress.

À quel rythme ?

Les spécialistes s'accordent sur cette donnée : pour recouvrer la santé et la conserver, toute personne entre 18 et 65 ans doit pratiquer une activité aérobique d'intensité moyenne (endurance) pendant 30 minutes au moins cinq jours par semaine, ou une activité plus intense pendant 20 minutes au moins trois jours par semaines. Associer ces deux types d'activités ne pose par ailleurs aucun problème, bien au contraire.

Pour avoir un cœur en bonne santé, vous pouvez parfaitement diviser chaque séance de 30 minutes en trois activités de 10 minutes chacune. Par contre, pour perdre du poids, ne vous contentez pas de ce minimum et optez pour des activités plus intenses.

Devenir plus actif

Bouger est l'un des facteurs clés pour avoir un cœur en bonne santé et perdre du poids. Faire 4 000 pas par jour est un bon début, alors que 7 000 pas par jour protègent votre capital santé et 10 000 vous permettent de perdre du poids. Pour calculer le nombre de pas que vous faites dans la journée, investissez dans un podomètre. Marcher c'est bien, à condition de le faire à vive allure afin d'augmenter votre fréquence cardiaque.

↘ Les bienfaits de la MBT

Pour augmenter les bienfaits de la marche, investissez dans une paire de chaussures ou plus exactement dans une paire d'« anti-chaussures ». Cette appellation désigne une chaussure issue de la Masai Barefoot Technology, ou MBT, qui permet d'avoir les mêmes sensations que si vous marchiez pieds nus – comme les Masaï, une ethnie africaine. Ces chaussures instables qui, tout comme la méthode Pilates, sollicitent des muscles des fesses et des jambes habituellement délaissés sont bénéfiques pour les pieds mais aussi pour tout le corps. Au moment de l'achat, faites-vous aider par un professionnel car ces chaussures doivent être parfaitement adaptées à vos pieds.

↘ Quels exercices pratiquer ?

Une activité aérobique est une activité qui augmente la fréquence cardiaque mais qui brûle également les graisses, consomme des calories et, par conséquent, favorise la perte de poids. Choisissez une activité que vous aurez plaisir à pratiquer et que vous ne serez pas tenté d'abandonner au bout de quelques jours : marche, jogging, randonnée, cyclisme, ski, danse, natation, etc., en fonction de vos aptitudes physiques. Demandez toujours l'avis d'un médecin avant de vous lancer corps et âme dans un programme. Portez des chaussures adaptées à vos pieds et qui maintiennent vos chevilles ; et vous, Mesdames, investissez dans un soutien-gorge qui soutienne parfaitement votre poitrine. Buvez régulièrement, surveillez votre posture et contrôlez chaque mouvement.

↘ Votre journal de bord

Au jour le jour, notez les activités pratiquées et les progrès réalisés. Doivent figurer sur votre journal de bord :

- vos objectifs à court, moyen et long termes (la fiche individualisée, page suivante, peut vous aider à fixer ces objectifs) ;
- la fréquence cardiaque cible en fonction de votre âge (voir p. 168) ;
- la planification des séances ;
- comment vous vous sentez avant et après une séance ;
- l'évolution au fil des semaines de votre poids, de votre IMC (voir p. 19) et de votre RTH (voir p. 20).

↘ Définir vos objectifs

Sur les premières pages de votre journal de bord, vous aurez peut-être envie de préciser les objectifs à atteindre au cours des prochaines semaines, des prochains mois et même à plus long terme. Sur votre calendrier, entourez par exemple la date à laquelle vous voulez être en pleine forme pour une marche ou une course que vous avez inscrite à votre programme. Planifiez vos séances et notez les exercices pratiqués semaine après semaine.

Mais attention à ne pas surestimer vos capacités et fixez-vous toujours des objectifs réalistes. Si vous n'avez jamais fait de sport, commencez par la marche et augmentez progressivement le nombre de pas par jour, puis accélérez l'allure pour augmenter progressivement votre fréquence cardiaque. Parallèlement, faites les exercices de Pilates proposés dans le chapitre intitulé « Principes de base » (p. 23-51) puis enchaînez sur les autres exercices (p. 25-145) en passant progressivement du niveau pour tous au niveau intermédiaire puis au niveau avancé.

Chaque semaine, faites le point. Si vous n'arrivez pas à atteindre votre objectif, demandez-vous si vous n'avez pas mis la barre trop haut. Ne vous découragez pas. En effet, changer des habitudes ne se fait pas du jour au lendemain. Essayez de trouver ce qui vous empêche d'atteindre votre but. Des contraintes d'emploi du temps? Le manque d'énergie? Si vous n'y arrivez pas malgré tous vos efforts, ayez recours aux services d'un professeur, qui saura vous aider à vous mettre sur la bonne voie.

↘ Ni trop ni pas assez

Bouger davantage au quotidien est certes profitable mais cela ne suffit pas. Il est indispensable de pratiquer parallèlement une activité aérobique, choisie en fonction de votre aptitude physique. Pour définir l'intensité à laquelle vous devez travailler, comparez votre situation personnelle à l'intensité recommandée selon votre âge. Différents indices – une respiration plus forte, le cœur qui bat la chamade et une sudation plus importante – vous permettent de dire si l'intensité est suffisante et si vos cellules consomment de l'oxygène. Mais attention! Si vous devez en faire un minimum pour rendre ce programme efficace, ne cherchez pas à en faire trop... L'intensité à laquelle vous devez vous entraîner correspond à votre fréquence cardiaque maximale.

↘ Votre fréquence cardiaque cible

Retranchez votre âge au nombre 220 (pour les femmes) ou 226 (pour les hommes). Selon l'intensité à laquelle vous souhaitez travailler, déterminez votre fréquence cardiaque :

- **Intensité modérée :** 50-69 % de la fréquence cardiaque maximale.
- **Intensité élevée :** 70-89 % de la fréquence cardiaque maximale.
- **Intensité très élevée :** 90 % de la fréquence cardiaque maximale.

Par exemple, une femme de 30 ans aura une fréquence cardiaque maximale de 190. Sa zone cible pour une activité d'une intensité modérée correspondra à 50-60 % de sa fréquence cardiaque maximale, c'est-à-dire à 95-114 battements par minute. Un homme de 20 ans aura, quant à lui, une fréquence

RAPPORT ÂGE/FRÉQUENCE CARDIAQUE		
Âge	**Zone cible 50-75 % (battements/min)**	**Fréquence max. (battements/min)**
20-30	98-146	195
31-40	93-138	185
41-50	88-131	175
51-60	83-123	165
61 et plus	78-116	155

Tous les dix ans, la fréquence cardiaque maximale diminue de 10 %.

cardiaque maximale de 206. Sa zone cible pour une activité d'une intensité modérée à élevée correspondra à 60-85 % de sa fréquence cardiaque maximale, soit à 122-166 battements par minute.

Pour connaître votre fréquence cardiaque, vous pouvez investir dans un monitoring (c'est la mesure la plus fiable). Vous pouvez aussi définir votre zone cible en prenant votre pouls au niveau du cou ou du poignet pendant 10 secondes. Multipliez le nombre de battements perçus par six afin de définir le nombre de battements par minute. Prenez votre pouls 3 à 5 minutes après le début de la séance, donc lorsque vous commencez à respirer plus fort, et vérifiez régulièrement le nombre de pulsations.

↘ La marche

La meilleure manière d'inclure dans votre emploi du temps une activité aérobique est d'opter pour la marche – à condition de marcher à vive allure. Commencez doucement, à raison de quatre fois par semaine (dans la première séance, seules 8 minutes sont consacrées à une activité aérobique).

1. Pour vous échauffer, faites pendant 5 minutes des étirements empruntés à la méthode Pilates (voir ci-dessus).

2. Marchez lentement pendant quelques minutes jusqu'à ce que votre allure soit régulière.

3. Marchez à vive allure pendant 8 minutes.

4. Marchez lentement pendant 5 minutes.

5. En fin de séance, faites des étirements pendant 2 minutes.

Au fil des semaines, essayez d'augmenter progressivement le temps consacré à la marche rapide, l'objectif étant d'atteindre 20 minutes à chaque séance. Commencez et terminez votre entraînement par des étirements. Une accélération de la fréquence cardiaque prouve que vous marchez assez rapidement. L'intensité de l'activité doit être comprise entre 50 et 69 % de votre fréquence cardiaque maximale (voir p. 168). Continuez à ce rythme pendant plusieurs semaines puis, lorsque marcher à vive allure durant 20 minutes ne vous demandera plus d'effort (plus de fatigue et plus de souffle court), augmentez la cadence et marchez plus longtemps.

Pour les débutants

Les niveaux indiqués correspondent aux aptitudes requises pour les activités aérobiques. Si vous débutez, commencez doucement pour ne pas vous blesser, ce qui vous contraindrait à tout arrêter pendant quelque temps. Commencez chaque séance par un échauffement et terminez-la par des étirements. Si vous avez la place de vous allonger, les enroulements de la colonne avec une écharpe (p. 58) sont tout indiqués. Sinon, optez pour les exercices suivants :

1. Marcher sur place (p. 162)

2. Flexion latérale en position debout, genoux fléchis (p. 128)

3. Étirement des quadriceps en position debout (p. 161)

4. Étirement des épaules (p. 164)

5. Étirement des fléchisseurs de la hanche et des ischio-jambiers (p. 120). Ce dernier exercice est à faire seulement quand les muscles sont bien échauffés.

Niveau intermédiaire

Au fil des semaines, vous remarquerez que, lorsque vous pratiquez une activité physique, votre fréquence cardiaque est moins élevée et que vous êtes moins essoufflé. Passé un certain seuil, elle n'augmentera d'ailleurs plus du tout, et il faudra penser à passer à

PROGRAMME SUR UNE SEMAINE

Cet exemple inclut des exercices de Pilates qui ne sont pas destinés à vous échauffer mais à renforcer vos muscles profonds. À vous de choisir parmi les séries proposées à partir de la page 147.

- **1er jour** 30 minutes de Pilates, 20 minutes de marche rapide et 15 minutes de Pilates.
- **2e jour** 30 minutes d'exercices aérobiques à la maison (DVD) et 15 minutes de Pilates.
- **3e jour** 20 minutes de marche rapide et 30 minutes de Pilates.
- **4e jour** 15 minutes de Pilates et 20 minutes de marche rapide.
- **5e jour** 30 minutes de marche rapide.
- **6e jour** 20 minutes de vélo ou de natation et 1 heure de Pilates.
- **7e jour** Repos.

la vitesse supérieure. Vous pouvez opter pour quatre séances de 45 minutes d'exercices aérobiques ou suivre le programme pour les débutants (page ci-contre) mais à une intensité plus élevée, c'est-à-dire entre 50 et 70 % de votre fréquence cardiaque maximale. Par exemple, alternez la marche et la course.

1. Étirements pendant 5 minutes.
2. Marche rapide durant 5 minutes.
3. Course à pied pendant 1 minute.
4. Marche pendant 5 minutes.
5. Course à pied pendant 1 minute.
6. Marche lente pendant 3 minutes.
7. Étirements pendant 2 minutes.

Progressivement, vous devez réussir à inverser la tendance et, à la fin, vous courrez plus longtemps que vous ne marcherez.

Niveau avancé

Au lieu d'augmenter la durée ou la fréquence des séances, je vous conseille de passer à une intensité plus élevée. Lisez attentivement les recommandations qui suivent et privilégiez le principe d'un entraînement fractionné, qui consiste à alterner un effort très intense et une activité moins intense pour récupérer. Le fait de s'arrêter et de repartir rend plus endurant et augmente le métabolisme au repos une fois l'exercice terminé. Rien ne vous empêche de compléter une séance fractionnée par d'autres activités aérobiques.

Bien se nourrir

N'oublions pas que notre objectif n'est pas uniquement de perdre du poids mais aussi d'être en bonne santé. Une alimentation saine et équilibrée joue un rôle déterminant dans la protection de l'organisme contre les maladies cardiaques et nombre d'autres troubles importants (par exemple certains cancers). Par ailleurs, comme notre système immunitaire est stimulé, nous luttons mieux contre les rhumes et autres infections. Une alimentation saine et équilibrée procure l'énergie nécessaire pour pratiquer une activité physique et nous aide à gérer le stress et les contraintes liés à la vie moderne.

Comme nous l'avons vu dans les chapitres précédents, perdre du poids résulte d'une équation on ne peut plus simple : brûler plus de calories que nous n'en consommons. Si la méthode Pilates et les activités aérobiques favorisent le premier facteur, nous devons nous assurer que les apports énergétiques couvrent nos besoins mais ne les excèdent pas.

Or, la plupart des régimes alimentaires préconisent une seule et même chose : manger moins, par exemple en diminuant ou en supprimant les glucides, en comptant le nombre de calories consommées au quotidien, en ne mangeant que des fruits ou des légumes, voire en dissoçiant les protéines et les glucides. En définitive, vous avez moins d'aliments dans votre assiette et vous ne pouvez que perdre du poids – tout au moins dans un premier temps. Pourtant ces régimes sont généralement très décevants. Parce que la perte de poids est, en premier lieu, due à une perte de liquides et non pas à une perte de graisses. Lorsque on réduit le nombre de calories absorbées, le corps puise dans ses réserves du glycogène, qu'il utilise ensuite comme source d'énergie. Stocké dans le foie et les muscles maigres, le glycogène constitue une réserve d'eau corporelle. C'est pourquoi, lorsque vous commencez à perdre du poids, il s'agit en fait d'une perte d'eau – qui ne peut être que temporaire. Si vous suivez un régime très strict sur une longue durée, l'organisme se comporte comme s'il allait devoir faire face à la famine : il se met à stocker tout ce que vous absorbez. Vous perdez plusieurs kilos puis votre poids se stabilise alors que vous faites tout pour maigrir davantage.

Je vous invite donc à penser plutôt « alimentation saine et équilibrée » que « régime ».

Si vous pratiquez régulièrement une activité physique, il y a des chances pour que votre appétit augmente. Reprenons maintenant notre équation de base : pour maigrir, nous devons brûler plus de calories que nous n'en consommons. Mais, comme notre appétit augmente, il est indispensable de faire attention aux portions de nourriture ingérées. Ce qui nécessite de savoir à quoi correspond une portion. Au début, vous serez sans doute obligé de peser vos aliments puis vous prendrez vite l'habitude de voir à quoi correspond grosso modo une portion et vous n'aurez plus besoin de vous livrer à ces pesées contraignantes.

↘ Les fruits et les légumes

Il est recommandé de manger cinq fruits et légumes par jour. Les fruits et les légumes sont bons pour la santé car riches en vitamines, minéraux, oligoéléments, fibres alimentaires et substances phytochimiques qui jouent un rôle protecteur contre le développement de nombre de maladies. Selon le World Cancer Research Fund (WCRF), un régime alimentaire riche en fruits et en légumes réduirait de 20 % le nombre de cancers. Les nutriments favorisent le bon fonctionnement de la thyroïde qui, à son tour, favorise un métabolisme sain. De plus, les fruits et les légumes sont riches en fibres, qui contribuent à l'élimination de l'excès de graisse, et en antioxydants, qui jouent un rôle fondamental dans la lutte contre le vieillissement.

Pour que les nutriments ingérés soient les plus variés possible, veillez à consommer des fruits et des légumes de couleurs différentes – myrtilles, fraises, abricots, kiwis, pêches, oranges, betteraves rouges, brocolis, épinards – et consommez au minimum deux portions de légumes à feuilles vert foncé par jour.

Dans la mesure du possible, privilégiez les produits locaux et de saison ou optez pour des surgelés. Les fruits et les légumes en conserve permettent de ne pas se trouver au dépourvu mais ils contiennent généralement des additifs. Préférez les produits conservés dans leur jus naturel, sans sucre et sans sel ajoutés.

Les fruits secs doivent aussi faire partie de votre alimentation quotidienne. De même pour les jus de fruits, à condition qu'il n'y ait pas de sucre ajouté (le mieux est de les préparer soi-même avec des fruits frais et de les boire très vite pour éviter qu'ils ne perdent leurs vitamines). Les milk-shakes sont certes très bons, mais on limitera leur consommation car ils sont hautement caloriques.

Les fruits et les légumes crus sont riches en nutriments. Une pomme crue avec la peau contient plus de nutriments qu'une pomme cuite sans la peau. Si vous pelez les fruits et les légumes, faites en sorte que les épluchures soient le plus fines possible car c'est juste sous la peau que se trouvent les nutriments. Certains fruits et légumes doivent impérativement être cuits avant d'être consommés. Dans ce cas, privilégiez les cuissons courtes et saisissez les aliments à la poêle, ou faites-les cuire au four ou à la vapeur pour conserver leurs nutriments.

↘ Céréales et autres féculents

Certains aliments – riz, pain, pâtes, müesli, pommes de terre et maïs – sont riches en glucides complexes ou amidon. Privilégiez les céréales complètes, dont la teneur en glucides complexes, en fibres alimentaires, protéines, vitamines, minéraux et oligoéléments est élevée et qui sont de véritables carburants pour l'organisme. À la différence des céréales raffinées, elles garantissent un apport énergétique plus lent, ce qui permet de stabiliser le taux de sucre dans le sang. Les produits riches en fibres ont en outre un pouvoir rassasiant élevé. Vous vous arrêtez plus vite de manger et la faim se fait sentir plus tardivement.

Les aliments transformés sont pauvres en nutriments indispensables. Prenons l'exemple du blé. Le procédé de fabrication pour obtenir la farine blanche détruit plus de 19 nutriments et une grande partie des fibres. Éliminez de vos placards les céréales raffinées, les gâteaux et les biscuits de fabrication industrielle, chips et autres en-cas. Remplacez-les par des céréales complètes : flocons d'avoine, riz, farine de blé ou d'épeautre, couscous, millet et quinoa.

Selon votre appétit et vos besoins, essayez de manger six portions par jour prises parmi ces aliments, sachant qu'une portion équivaut à :

- 3 cuillerées à soupe de céréales complètes pour le petit-déjeuner (müesli, flocons d'avoine…) ;
- 1 tranche de pain complet (multi-céréales) ;
- 2 grosses cuillerées à soupe de riz complet cuit à l'eau (le meilleur étant le riz basmati) ;
- 3 grosses cuillerées à soupe de pâtes ;
- 2 pommes de terre moyennes (si possible en robe des champs ou cuites au four avec la peau).

↘ Viande maigre, poisson et autres protéines

Ces aliments, qui doivent représenter 12 % de votre alimentation, sont riches en protéines, substances essentielles pour le maintien et la réparation des cellules mais aussi pour la production d'enzymes, d'anticorps et d'hormones. Parmi les aliments à privilégier : les viandes maigres (volailles et viandes blanches), le poisson, les œufs, les haricots et les légumineuses, les fruits à écale et les graines.

Si la viande est votre principale source de protéines, optez pour des morceaux de bonne qualité. Enlevez le gras visible avant de faire cuire la viande. Les poulets élevés en plein air et les œufs pondus par des poules élevées en plein air sont à privilégier. Par contre, ne mangez pas la peau du poulet riche en graisse.

Essayez de manger trois portions de poisson par semaine, dont deux de poisson gras (saumon, sardines, maquereau ou thon frais), sources d'acides gras oméga, acides essentiels mais que l'organisme ne produit pas. Les poissons gras sont riches en oméga-3, en EPA (acide eicosapentaénoïque) et en DHA (acide docosahexaénoïque), qui favorisent la croissance, le développement et le bon fonctionnement du cerveau et du système nerveux central. Ils contribuent en outre à la régulation des processus chimiques qui atténuent les symptômes de nombre de pathologies et empêchent le développement de certaines maladies.

Ils ont notamment un pouvoir anti-inflammatoire bénéfique pour les articulations et diminuent les risques de maladie cardiaque ou d'accident vasculaire cérébral (AVC) en réduisant le taux de mauvais cholestérol dans le sang et en liquéfiant ce dernier – ce qui évite la formation de caillots.

Essayez de consommer deux portions par jour parmi les aliments suivants, sachant qu'une portion équivaut à :

- 90 g de viande rouge maigre ;
- 125 g de poulet sans la peau ;
- 125 à 150 g de poisson ;
- 2 œufs ;
- 2 cuillerées à soupe de fruits à écale et de graines.

↘ Les produits laitiers

Source de calcium, le lait et ses dérivés doit représenter 15 % de votre alimentation quotidienne. Malheureusement, beaucoup sont également riches en graisses saturées. Depuis déjà longtemps, on sait qu'il existe une relation de cause à effet entre une alimentation riche en graisses saturées – par exemple, le beurre – et des taux élevés de mauvais cholestérol (LDL) dans le sang, qui favorise le développement de maladies cardiovasculaires. Si vous voulez perdre du poids et protéger votre cœur, évitez de consommer des graisses saturées.

On a longtemps préconisé de remplacer le beurre par de la margarine mais la plupart des études récentes contestent les bénéfices d'une telle option. En effet, on sait aujourd'hui que les acides gras trans ne sont pas inoffensifs. Non seulement ils augmentent le taux de mauvais cholestérol dans le sang, mais ils diminuent aussi le taux de bon cholestérol ! Les acides gras trans se forment lorsqu'une huile est hydrogénée ou transformée pour devenir solide. Le coût de fabrication étant peu élevé, ces produits, qui se conservent longtemps, entrent dans la fabrication de la plupart des aliments transformés comme la margarine, les chips et autres aliments frits, les biscuits, les gâteaux, les plats à emporter. Il convient donc d'éviter au maximum ces aliments.

Essayez de consommer deux à trois portions par jour parmi les produits suivants, sachant qu'une portion équivaut à :

- 1 verre de lait demi-écrémé ;
- 150 g de yaourt ;
- 100 g de fromage blanc ou 40 g de fromage au lait entier.

Graisses et huiles

Toutes les graisses ne sont pas à bannir. En effet, nous avons besoin d'acides gras essentiels pour contrôler rester en bonne santé. Ces acides protègent la peau. Parmi les produits riches en acides gras, citons les poissons gras, les fruits à écales et les graines, les légumes, les céréales, les légumineuses et certaines huiles (huile de colza, de noix et de graines de lin).

L'acide eicosapentaénoïque (EPA) joue un rôle crucial dans le transport des graisses stockées. Les cellules de l'organisme sont en effet protégées de dommages éventuels par une couche de graisse qui permet aux nutriments de pénétrer dans les cellules et aux déchets d'être évacués. Cette couche est constituée d'acides gras essentiels. Si l'alimentation n'est pas suffisamment riche en acides gras essentiels, la paroi des cellules devient trop rigide et les toxines – notamment les graisses stockées – ne peuvent plus être évacuées. La graisse devient plus dense et plus difficile à bouger.

Ne consommez pas plus de 20 grammes de graisse par jour et privilégiez celles que l'on trouve dans les poissons, les graines, les noix et les légumineuses riches en acides gras essentiels.

Surveillez vos apports en sucre

Nous pouvons parfaitement nous passer de sucre, qui a une très faible valeur nutritionnelle. Le plus difficile est alors de rééduquer notre palais. N'hésitez pas à remplacer le sucre par un fruit ou par du miel. Par exemple, mélangez des morceaux de poire ou une poignée de cerises avec des céréales ou un yaourt et profitez de tous leurs nutriments.

Surveillez vos apports en sel

Le sel, ou chlorure de sodium dans le jargon scientifique, joue un rôle essentiel dans l'équilibre des liquides contenus dans le corps et le fonctionnement des muscles et des nerfs. Précisons toutefois que nous consommons généralement beaucoup plus de sel que nécessaire. Les professionnels de la santé nous recommandent de ne pas dépasser 6 g de sel par jour (soit l'équivalent de 2,4 g de sodium). En effet, absorber trop de sel favorise le développement de troubles comme l'hypertension artérielle qui, à son tour, augmente les risques de maladie cardiaque ou d'accident vasculaire cérébral (AVC). Par ailleurs, trop de sel favorise la diminution du calcium dans les os, d'où une augmentation du risque de développer une ostéoporose. Environ 80 % du sodium que nous consommons provient d'aliments transformés, c'est pourquoi, une fois encore, je ne saurais trop vous conseiller de lire attentivement les étiquettes.

Index et charge glycémiques

L'index glycémique (IG) permet de classer les aliments en fonction de la vitesse à laquelle ils sont digérés et convertis en glucose. Les aliments ayant un index glycémique élevé augmentent rapidement le taux de sucre dans le sang (glycémie), contrairement aux aliments dont l'index glycémique est bas. Une alimentation riche en produits raffinés – farine blanche, sucre, gâteaux secs, etc. – entraîne une augmentation brusque et rapide de la glycémie, suivie d'un besoin intempestif de manger. Des études montrent que des régimes à base d'aliments à faible index glycémique permettent aux sujets diabétiques de mieux gérer leur maladie et empêchent l'apparition de diabète de type 2 chez des sujets dits à risques.

Alors que l'on pensait que seuls les sujets diabétiques devaient se préoccuper de leur glycémie, on sait maintenant que nous sommes tous concernés si nous voulons limiter les risques de développer une maladie chronique et gérer notre poids.

Consommer des aliments à faible index glycémique – flocons d'avoine, légumineuses et légumes – garantit un apport énergétique stable. Heureusement, nombre d'aliments ont un faible index glycémique. Mais il y a quelques exceptions, comme les bananes, les carottes et les pommes de terre.

Quand on parle d'index glycémique, on se sert trop souvent de cette notion pour comparer une quantité d'aliment contenant une certaine quantité de glucides (50 g) avec un produit standard, sans tenir compte de la portion moyenne. Prenons l'exemple des carottes. Elles ont un index glycémique élevé mais il faut en manger sept pour arriver à 50 g de glucides. Les scientifiques ont donc mis en place une nouvelle mesure, la charge glycémique, qui est basée sur l'index glycémique pour une portion. Avec cette nouvelle mesure, les carottes sont beaucoup mieux classées...

↘ Mangez à intervalles réguliers

Essayez de manger toutes les trois ou quatre heures et ne sautez jamais de repas. Si vous attendez d'avoir très faim pour vous mettre à table, vous risquez de manger plus que nécessaire. Certaines personnes répartissent leur apport calorique sur trois repas alors que d'autres préfèrent manger moins, mais plus souvent. Essayez l'une et l'autre de ces options et voyez celle qui vous convient le mieux.

Prenez le temps de manger et arrêtez-vous avant d'être rassasié. En effet, il faut du temps avant que votre cerveau enregistre que vous avez suffisamment mangé. Mâchez soigneusement vos aliments afin que les enzymes les détruisent plus facilement et que la digestion soit moins difficile.

↘ Prenez des notes

Écrivez noir sur blanc tout ce que vous mangez en une journée pour pouvoir vérifier facilement que vous ne faites pas d'excès et pour voir si vous devez faire plus attention à certains paramètres.

↘ Limitez votre consommation d'alcool

Le vin rouge contient des polyphénols, substances phytochimiques qui protègent contre les maladies cardiovasculaires, les accidents vasculaires cérébraux (AVC), le diabète et certains types de cancers. Mais quelle dose d'alcool pouvons-nous boire sans craindre des effets néfastes ? Les professionnels de la santé préconisent de ne pas dépasser trois à quatre verres de vin par jour pour les hommes contre deux à trois verres de vin par jour pour les femmes.

Les personnes qui veulent perdre du poids doivent cependant garder à l'esprit que l'alcool est très calorique. Par ailleurs, il stimule les voies biochimiques impliquées dans le contrôle de l'appétit, ce qui explique que vous mangez souvent plus que de raison lorsque vous avez bu. Enfin, l'alcool peut ralentir le métabolisme et rendre plus difficile la perte de poids. Essayez de ne pas consommer d'alcool certains jours de la semaine.

↘ Si vous mangez au restaurant

Si les occasions sont rares, faites-vous plaisir. Il suffit de prévoir, le jour suivant, de faire à pieds quelques kilomètres à vive allure pour brûler le surplus de calories. Par contre, si vous déjeunez ou dînez régulièrement au restaurant, apprenez à choisir les plats qui respectent le mieux les règles alimentaires que je viens de vous exposer.

Commencez par repousser la corbeille à pain. Si vous optez en entrée pour une salade composée, demandez que l'on vous serve la sauce à part. Choisissez en plat de résistance une viande ou un poisson grillés avec des légumes. Si vous commandez un plat végétarien, laissez de côté la sauce à la crème ou au fromage, très calorique. Veillez à ce que l'on vous serve les pommes de terre et le riz à part pour que vous ayez une idée précise de la quantité que vous mangez. S'il n'y a ni fruit ni yaourt sur la carte, faites l'impasse sur le dessert et commandez directement un thé ou un café. Au restaurant, on est plus facilement tenté par du vin et les bonnes intentions ont vite fait de disparaître.

↘ La constipation

Pour un bon transit intestinal, consommez des fibres. Il existe deux types de fibres : les fibres insolubles et les fibres solubles. Les premières se trouvent principalement dans les céréales complètes, les fruits, les légumes et les légumineuses. Elles retiennent ou absorbent l'eau, les selles étant alors plus grosses, plus molles et plus faciles à évacuer. Les fibres insolubles jouent un rôle important dans la prévention du cancer des intestins car les toxines à l'origine de ce type de cancer stagnent moins longtemps dans les intestins. Les fibres solubles présentes dans les flocons et le son d'avoine, les haricots, les légumineuses et certains fruits contribuent à la diminution du taux de cholestérol dans le sang et ralentissent l'absorption du sucre dans le système sanguin. L'apport en fibres recommandé est de 18 g par jour.

↘ Hydratez-vous

L'eau joue un rôle crucial dans le transport et l'élimination des graisses. Plus vous vous dépensez physiquement, plus il est important d'éliminer ces déchets résultant d'une augmentation de l'activité métabolique. La plupart des professionnels de la santé recommandent de boire entre huit et dix verres d'eau par jour, en plus des fruits et légumes riches en eau. La soif n'est, malheureusement, pas un indicateur fiable sur vos besoins en eau. Pour savoir si vous buvez suffisamment, examinez la couleur de vos urines : elles doivent être claires. Si elles sont foncées, buvez davantage.

Mode de vie : faire les bons choix

Des approches autres qu'alimentaires peuvent jouer un rôle dans la perte de poids. Cette section vous aidera ainsi à comprendre pourquoi, alors que vous suivez à la lettre toutes les recommandations, le nombre qui s'affiche sur votre pèse-personne ne varie pas. En fait, l'élément perturbateur est presque toujours le mode de vie.

↘ Dormez-vous suffisamment ?

Depuis longtemps, les médecins savent que nombre d'hormones sont affectées par le sommeil. Des études récentes ont même souligné que la production de leptine et de ghréline, hormones contrôlant et stimulant l'appétit, pourrait être influencée par la quantité de sommeil.

Ces deux hormones antagonistes contrôlent la faim et la satiété. La ghréline, sécrétée par l'estomac, stimule l'appétit alors que la leptine, produite par le tissu adipeux, envoie des signaux au cerveau lorsque nous sommes rassasiés. Si nous manquons de sommeil, le taux de leptine chute et nous avons toujours faim, même si nous venons de manger. Le manque de sommeil augmente simultanément le taux de ghréline dans l'organisme, ce qui stimule l'appétit et explique que nous ayons encore plus faim.

La qualité du sommeil est également un facteur important. Plusieurs études ont montré que le taux d'hormones de croissance baisse si le sommeil profond ou le sommeil à ondes lentes sont de courte durée. Or, l'hormone de croissance est une protéine qui aide l'organisme adulte à réguler ses proportions de graisse et de muscles. Combien de temps devons-nous dormir ? Les chercheurs sont unanimes : les besoins varient d'un individu à l'autre. Certaines personnes se sentent parfaitement bien après une nuit de six heures alors que d'autres doivent dormir entre huit et neuf heures. À vous de définir vos besoins.

Joseph Pilates vantait les vertus du sommeil. Pour lui, pour qu'une nuit de sommeil soit réparatrice certains facteurs devaient être réunis : l'obscurité, le silence, une bonne aération et une quiétude de l'esprit.

↘ Y a-t-il trop de stress dans votre vie ?

Même si vous dormez suffisamment la nuit, il est possible que votre santé et votre poids subissent l'influence négative d'un stress chronique. Le stress n'est pas mauvais en soi, car il nous permet de réagir face à un danger. Mais les différentes formes de stress auxquelles nous sommes confrontées dans notre société ne sont plus les mêmes qu'autrefois. Nous pouvons certes être exposé à un événement terrible qui menace ou affecte notre vie, mais nous sommes principalement confrontés à un stress chronique : longues heures passées au travail, situation financière critique, problèmes conjugaux ou inquiétudes causées par les enfants.

Ce type de stress affaiblit le système immunitaire, accélère le vieillissement et, plus important encore, modifie le métabolisme et favorise la prise de poids. Si vous vivez à cent à l'heure sept jours sur sept et si vous croyez que s'agiter 24 heures sur 24 fait maigrir, vous vous trompez. Car le stress chronique interfère avec les messages de la faim et de la satiété et vous pousse à grignoter. Et c'est rarement sur les brocolis que vous vous ruez lorsque vous avez une envie intempestive de vous remplir l'estomac !

Le stress encourage le corps à stocker les calories car il « croit » qu'être stressé présage des temps difficiles : par exemple, une famine. Il se met alors à faire des réserves de graisse pour faire face. Si l'état de stress perdure, les kilos s'amoncellent et l'obésité vous guette, tout comme le risque de développer un diabète de type 2, de l'hypertension artérielle ou une maladie cardiovasculaire.

↘ Pour vous aider à vous débarrasser de votre stress

Pour Joseph Pilates, la concentration nécessaire au travail doit être compensée par une « vie agréable ». Pilates appréciait les activités en plein air. Vêtu légèrement quel que

POUR FAIRE LE VIDE EN VOUS

- Installez-vous dans une pièce tranquille, chauffée, à la lumière tamisée et bien aérée où vous ne risquez pas d'être dérangé.
- Asseyez-vous confortablement sur une chaise, les deux pieds au sol, ou asseyez-vous en tailleur.
- Fermez les yeux et décontractez vos mâchoires et les muscles faciaux. Votre langue s'élargit à la base.
- Concentrez-vous sur votre respiration, l'air qui pénètre est ensuite expulsé de vos poumons.
- Vous sentez votre abdomen se dilater à chaque inspiration.
- Doucement, l'air sort par la bouche. Les expirations sont deux fois plus longues que les inspirations. Videz vos poumons puis remplissez-les avec de l'air frais. Respirez doucement. Comptez en inspirant et en expirant.
- Évacuez un à un tous les soucis emmagasinés dans votre tête au cours de la journée, puis concentrez-vous sur une pensée ou une image positives.
- Lorsque vous vous sentez prêt, revenez progressivement dans le monde réel et prenez conscience des bruits, des odeurs, des objets autour de vous. Bougez votre corps puis levez-vous doucement.

soit le temps, il aimait sentir l'air frais ou la douceur des rayons du soleil sur sa peau. Il savait aussi profiter des bienfaits d'une soirée au calme. À mon sens, le plus important est de planifier vos sorties et de leur accorder la même priorité qu'à une réunion professionnelle.

Accordez-vous du temps pour vous occuper de votre corps et, si vous pouvez vous le permettre financièrement, passez un peu de temps dans un centre Pilates.

Les sorties ne doivent pas nécessairement être centrées sur votre personne. Les rapports avec autrui peuvent être sources de bonheur. Trouvez le temps de passer des moments avec vos proches.

Vous pouvez aussi vous laisser tenter par la méditation. Méditer fait baisser la tension artérielle, ralentit le rythme cardiaque, diminue le taux de cortisol et autres hormones du stress. Je m'arrête là car la liste serait trop longue. Si, comme moi, vous n'arrivez pas à entrer tout seul dans un état de méditation, investissez dans un CD ou dans un livre vous donnant toutes les indications nécessaires ou, mieux, faites appel à un professeur. Et essayez de consacrer 15 à 20 minutes par jour à la méditation.

↘ Prenez soin de vous

Je ne peux que vous conseiller de vous faire suivre par votre médecin à intervalles réguliers, plus ou moins rapprochés selon votre âge. Pour Joseph Pilates, voir régulièrement son médecin est l'un des éléments qui caractérisent une bonne hygiène de vie et il estimait que toute personne de plus de 40 ans devrait consulter tous les trois mois. Avant de vous lancer dans la méthode Pilates, faites un bilan complet et profitez-en pour voir avec votre médecin si des examens complémentaires sont nécessaires. Ne négligez pas non plus vos dents, car elles ont un effet sur la santé en général. Donc, prenez régulièrement rendez-vous avec votre dentiste.

Perdez du poids grâce au Pilates

Vous pouvez perdre tout le poids que vous souhaitez avec les exercices du Pilates. Ils vous aideront à solliciter en même temps votre corps et votre esprit. Ils vous apporteront de la variété pour vous éviter la monotonie et solliciteront différemment votre corps grâce à l'utilisation de certains accessoires. Mais avant de passer à cette étape, vous devez maîtriser les exercices présentés dans les chapitres précédents.

↘ La respiration

Coordonner la respiration et le mouvement est probablement ce qui vous a donné le plus de mal. Mais, une fois que vous êtes passé maître en la matière, vous ressentez une profonde satisfaction. Quand vous aurez trouvé votre « zone de confort », essayez de temps à autre de modifier votre respiration. Dans certains exercices, essayez d'ajouter une expiration à la fin du mouvement, juste avant de revenir à la position initiale. Vos muscles doivent donc rester contractés une ou deux secondes de plus. mais attention, la méthode Pilates porte sur le mouvement et non sur le « maintien d'une posture » ; ajouter une expiration doit donc être occasionnel.

↘ Changez de rythme

Comme vous vous en doutez, je ne vais pas vous demander d'accélérer la cadence, mais au contraire de la ralentir. Exécuter le plus lentement possible un exercice sollicite plus fortement les muscles si on veut que le mouvement soit parfaitement contrôlé du début à la fin. Vous serez en outre obligé d'inspirer et d'expirer une fois de plus – ce qui n'a rien à voir avec ce que je vous demande de faire dans le paragraphe précédent.

↘ Concentrez-vous sur la fin

Pour exécuter correctement un exercice, vous devez rester concentré sur chacun des mouvements, de la première inspiration (en position de départ) à la dernière expiration (pour revenir à la position initiale). La dernière phase doit être parfaitement contrôlée. Pas question de vous écrouler sur le tapis ! Restez concentré jusqu'au bout, n'augmentez pas l'intensité du mouvement et ne bâclez pas cette dernière phase car vous risquez de passer à côté d'une partie des bienfaits de l'exercice.

➔ Des accessoires pour travailler

Pour pratiquer le Pilates, un simple tapis de gymnastique suffit. Pour ma part, j'aime tous les accessoires que l'on retrouve dans un centre spécialisé, mais leur achat n'est pas obligatoire. Ils servent avant tout à apporter un peu de variété aux séances.

↘ L'anneau Pilates

Créé par Joseph Pilates, ce cercle en latex également appelé « cercle magique » est utilisé pour les exercices de résistance sollicitant les bras et les jambes. Très efficace, il favorise le renforcement des adducteurs et des triceps. Sauf contre-indication, n'hésitez pas à investir dans cet accessoire car vous ne le regretterez pas.

↘ Les coussins de positionnement

Ils sont de formes différentes, le plus courant étant le *sitfit*. Ces coussins gonflables en caoutchouc ont un diamètre de 33 cm. Lorsque vous êtes assis dessus, les muscles du dos et les abdominaux se contractent pour vous restiez en équilibre. C'est aussi un un excellent moyen d'améliorer sa posture en position debout (voir ci-contre).

↘ La planche d'équilibre

Dès que vous montez dessus, la planche bascule. Un accessoire idéal pour travailler votre équilibre, améliorer l'alignement de votre corps, assouplir les chevilles, étirer les tendons d'Achille et la voûte plantaire. Je vous conseille d'utiliser une planche rectangulaire ou carrée, plus stable qu'une planche circulaire. Optez pour une planche recouverte d'une surface antidérapante et placez-vous toujours face à un mur ou à une rampe d'escalier afin de pouvoir vous rattraper si vous perdez l'équilibre.

↘ Les ballons

Également appelés ballons suisses, ces accessoires très répandus dans les clubs de gymnastique et les salles de remise en forme comptent parmi les plus couramment utilisés pour la méthode Pilates. Ils peuvent remplacer votre chaise lorsque vous êtes assis à votre bureau, à condition que vous preniez toutes les précautions pour ne pas chuter. Le modèle choisi dépend de votre taille.

↘ Le rouleau en mousse

Cet accessoire convient aux novices comme aux adeptes expérimentés. À la différence d'un ballon, un rouleau soutient toute la colonne vertébrale, tout en permettant de faire des exercices développant l'équilibre et la stabilité. Le diamètre et la taille varient selon les modèles. Si vous êtes en bonne santé et sauf contre-indication, je vous conseille d'acheter un rouleau dont le diamètre est compris entre 15 et 20 cm.

↘ Le Triad Ball®

Cet accessoire est celui que je préfère car il épouse parfaitement les courbures de la colonne tout en tonifiant les muscles du centre d'énergie et en assouplissant les différentes parties du corps. Gonflez le ballon en veillant à ce qu'il reste souple – cela ne prend pas plus de 30 secondes. Dégonflez-le une fois que vous avez fini de vous en servir. Facile à transporter, il loge même dans une valise.

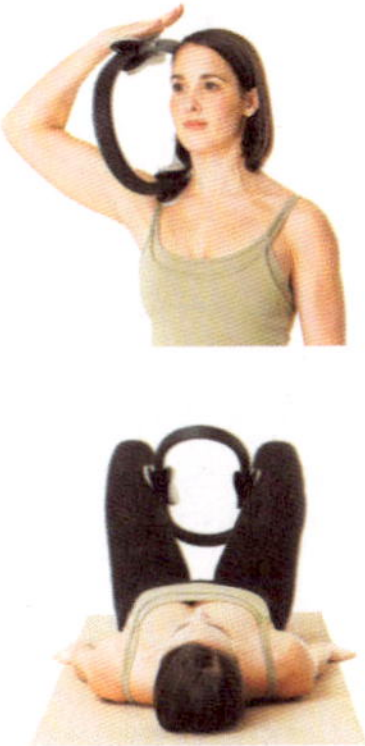

L'anneau
de Pilates

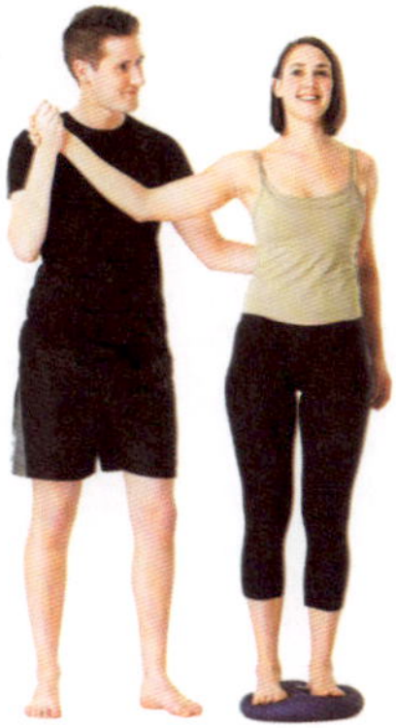

Le coussin
de positionnement

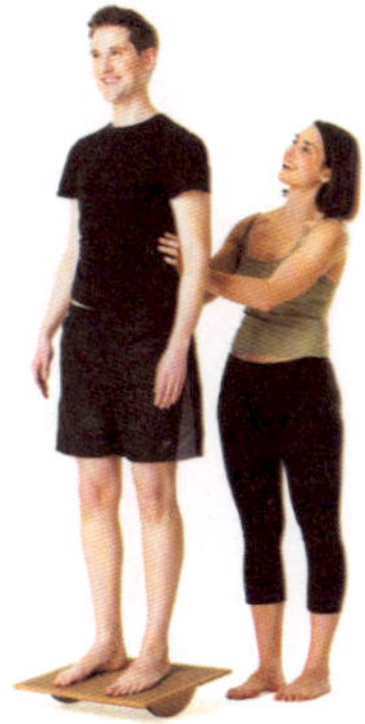

La planche
d'équilibre

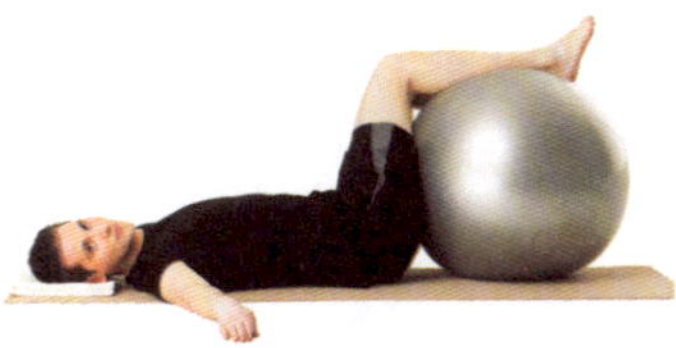

Le ballon suisse

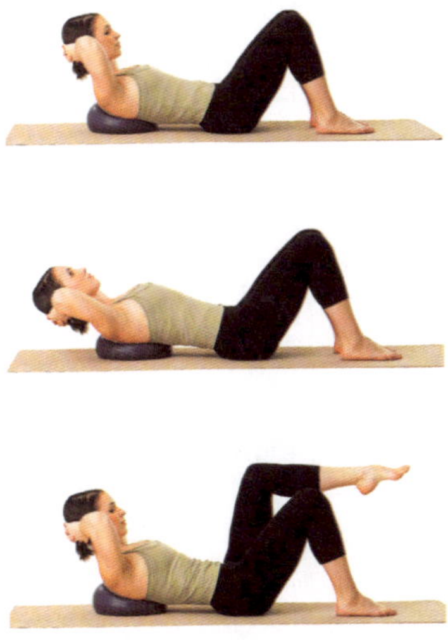

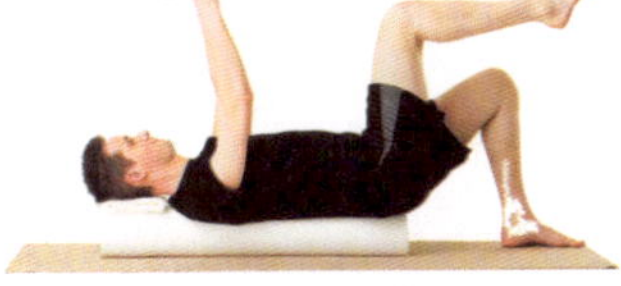

Le rouleau en mousse

Le Triad Ball®

Stabilisez votre poids

Maintenant que vous avez perdu vos kilos superflus, j'espère que vous n'envisagez pas de dire adieu à la méthode Pilates et aux exercices aérobiques, et que vous n'allez pas reprendre de mauvaises habitudes alimentaires. Notre objectif n'a jamais été uniquement de perdre du poids mais d'être en bonne santé.

Le programme mis en place pour vous débarrasser de vos kilos superflus vous a permis de privilégier une vie saine et équilibrée. Continuez à appliquer toutes les recommandations mais, maintenant que le plus gros – si je puis dire – est fait, vous pouvez vous permettre d'être moins strict. Ce n'est pas parce que vous allez sauter une séance ou que vous n'allez pas faire vos 10 000 pas par jour que vous allez aussitôt renouer avec les kilos en trop. L'essentiel est que vous consacriez au minimum deux heures par semaine à la méthode Pilates. Celles et ceux qui ont l'impression de ne plus progresser pourront investir dans l'un des accessoires présentés plus haut, faire appel à un professeur qualifié ou fréquenter régulièrement un centre avec les équipements adéquats.

Pour protéger votre cœur, faites 30 minutes d'exercices aérobiques cinq jours sur sept ou optez pour une activité physique intense à raison de 20 minutes trois fois par semaine. Si vous débordez d'énergie, sachez qu'un entraînement trop intensif est à prohiber, car votre corps a aussi besoin de se reposer.

Pour ce qui est du régime alimentaire, certaines personnes arrivent à stabiliser leur poids tout en mangeant plus, alors que d'autres ne peuvent se permettre aucun écart. Surveillez votre balance (mais sans excès), votre indice de masse corporelle, le rapport tour de taille/tour de hanches, et essayez de ne pas transgresser les règles auxquelles vous vous êtes plié depuis plusieurs semaines, voire plusieurs mois. N'oubliez pas que si vous consommez plus de calories que vous n'en dépensez, vous grossirez. Depuis que vous mangez plus sainement, vos goûts ont probablement changé. Je connais des personnes qui ne consomment plus du tout de ces aliments riches en graisses et pauvres en nutriments dont elles raffolaient. Je tiens toutefois à préciser que ce n'est pas parce que vous faites un écart une fois que tout est remis en question.

Si vous avez suivi notre programme et si vous avez atteint votre but ou que vous êtes sur la bonne voie, félicitations ! Prenez le temps de faire le point. Que savez-vous sur votre corps que vous ignoriez jusqu'à ce jour ? Qu'avez-vous réussi à faire ? C'est vous et vous seul qui avez fait tout ce chemin pour en arriver là. Ce livre vous a donné les outils dont vous aviez besoin mais c'est vous qui les avez utilisés. Bravo !

Tables des exercices

Exercices de base

Pour tous

Niveau intermédiaire

Niveau avancé

Au quotidien

Imprimé en Espagne par Cayfosa
pour le compte d'Hachette-Livre (Marabout),
43, quai de Grenelle, 75905 Paris Cedex.
ISBN : 978-2-501-09273-9
Dépôt légal : janvier 2014
4144077 / 01